医话随笔

一位中医师在美国的中医实践与思考

王伊明

壹嘉出版

医话随笔：一位中医师在美国的中医实践与思考
Essays on Chinese Medicine: A Practitioner's Reflections on Chinese Medicine

©王伊明　著 - 旧金山：壹嘉出版®，2022.6
© Yiming Wang - San Francisco: 1 Plus Books, June 2022

ISBN：978-1-949736-49-6

出 版 人：刘雁

版式设计：卿 松

封面设计：壹嘉出版

出　　版：壹嘉出版 /1 Plus Books

定价：US$ 23.99

美国·旧金山·2022

电话：1（510）320-8437

email: 1plus@1plusbooks.com

http://www.1plusbooks.com

简 介

王伊明医师 1977 年毕业于原北京中医学院（现北京中医药大学），留校先后任教于方剂教研室、中医基础理论教研室。1991年来美，1992 年作为针灸师在德克萨斯州达拉斯市独立开业至今。

王医师不仅医术精湛，广为病人所称道，而且勤于思考，多有学术成果。曾受命编辑并导演部级课题电教片《中医痰饮》，著有《家庭饮食保健法》（北京出版社 1993 年 6 月版）、英文针灸宣传册《How Does Acupuncture Work》等，并在中美报刊上发表《为古方权量正本清源》《理论中医的研究对实现中医现代化具有战略意义》《中美中药概念差与译差》《针刺调理气机紊乱思路》等多篇论文。曾在北德州大学（UNT）人类学系，德大达拉斯分校（UTD）人类学系等作中医讲座。

身处美国，有感于许多疑难杂症被针刺治愈，王医师开始于日日临床中潜心思索针刺的本质，希望在西医为主流，中医为替代的医学人文环境下，寻找针刺的发展出路。本书即为王医师思考的结晶。

她的主要观点包括：

•针刺的本质是促进自愈。即通过针刺治疗，激发人体与生俱来的自我调整、自我修复和自我再生能力。一切可能自愈的不适与疾病，针刺都可能有效。针刺以它愈的手段，激发自愈的能力，是促进疾病痊愈最简单、最实用、最经济、最少副作用、也是应用范围最广泛的治疗方法。

•"气机紊乱"是临床一组特发症候群，由于"气"不可见、不可测，导致西医无法研究，它是西医诊断治疗的盲区，中医针刺诊治的优势所在。这组症候群可见于西医各科，内、外、妇、儿、神经、免疫、内分泌等等，它们有共同的发病特点、临床表现，大部分有西医解剖生理病理基础，例如，平滑肌、骨骼肌或者瘫痪、炎症、内分泌失衡、植物神经功能紊乱、免疫低下或者过激等等。其诊断有依据可遵，其治疗有规律可循，因为可能被重复，也可能得到大数据的支撑，所以可能被西医接受，值得作为一组有中医特色的症候群进行探讨。

•"气机紊乱"症候群是很多亚健康状态的主要原因，不少真正疾病的原始起点、前期征兆，复杂疾病的伴随症状，化学药物与手术刀的"盲区"，针灸中药对此大有作为。

•古今中外对生命科学的认识都有共同之处，需要合适的语言沟通。中医针灸文化在西方的全面科普，针刺治愈疾病的广泛宣传值得重视。

•中美中药概念差与译差衍生了中医药滥用与禁用的尴尬局面。在美国销售的中药都不是 FDA 批准的"药物"，它们根本就不是"药"，只是食品补充剂。说中药可以治病，中国的法允许，美国的法不允许。

• 能食（饮食）不药、能针（针灸）不药、能中不西、能药不刀。纯净食物是良药，自然是我们最好的药房。

• 现代医药不应该进入了商业大潮，成为可以产生巨大商机的赚钱行业。中医自古医德应该被大力宣扬："但愿世间人无病，宁可架上药生尘。""修合无人见，存心有天知。""但愿人皆健，何妨我独贫。"

• 西医是科学，中医是人文与科学相结合的学科。西医语言是科学语言，中医语言是模糊语言。西医语言是精确语言，中医语言是文学语言。西医书是科学家写的，中医书是文人秀才写的。从某个角度来讲，学习中医的过程，中医教学的许多任务，实际上就是在寻找和提取中医的文学语言中所表达的医学含义的过程。

王医师在本书中，以大量医案佐证了自己的观点，并引发新的思考。同时，她也回顾了中医进入美国的艰难历程，滥用药物对中医造成的伤害等历史，并对以下问题提出了自己的看法：中西医理论如何找到契合点？中医是否有可能纳入西医框架？中医针灸在美国的发展，与国内有何不同？各有何优劣？等等。"文中提到的比较中医、比较针灸，颇具深意，是未来中医的医、教、研，以及中医针灸的人文特点研究中一项重要的课题"（原北京中医药大学基础医学院院长刘燕池）。

这是一部基于客观观察与深入思考，以严谨科学的态度写就，具有创造性和建设性的中医学著作，适合中医从业者和对中医感兴趣的普通读者阅读。

序一

贺王伊明老师《医话随笔》出版

王伊明老师毕业于原北京中医学院，曾经是北京中医学院方剂教研室、中医基础理论教研室的老师。她坚守中医，勤勉敬业，肯于动脑，一直有自己独立见解，八十年代初就有文章发表。1991年去美国，至今在美从医业已30余年。她临诊之余，笔耕不辍，仍然时有文章发表。对于临床研究的思考很有深度，对中医未来发展的想法极具见地。欣闻她将从医体会编撰成册，颇具心得，余心甚喜，特表祝贺。

该书重在论气，气理论贯穿中医基础理论始终，而西医没有气学说。如何在西方环境下坚持中医思路，以气理论指导中医针灸实践，王老师有其独到的想法与经验。其对病案的总结极其客观实在，例如："不少疑难杂症，都有被纯针刺治愈的案例，但是反过来，绝对不敢说针灸可以治愈这些病。"寻找可能被针刺治愈个案的共同特点，以求未来针刺治疗更具有针对性，是她一直以来孜孜以求探讨的。针刺的本质是促进自愈，针刺调理气机紊乱，都很具中医特色，值得理论、临床与科研工作者研究借鉴。

本书描述东方医学与文化向西方传播的视角别具一格，让人们看到，美国临床一线的中医工作者是如何针对不同哲学观念、文化背景、医学素养和思维方式，搭起西方与东方哲、文、医之间的桥梁，渗透东方医学与文化的精华，从而实践、推广、宣传带有浓重哲学与文化色彩的中医针灸艺术。这是一件很有意义的工作，对国内的中医工作者们也有极大启发，读者可以从中体会到不同民族的人在不同的文化背景教育、哲学思想诱导、医学体系熏陶下，对中医针灸、中药想法之不同，这对于未来中医更广泛地走向世界有很多启示。

中美中医药差异部分的叙述真实具体，均是切身体会，对于中美中医药交流与发展具有促进意义。特别是文中提到的比较中医、比较针灸，颇具深意，是未来中医的医、教、研，以及中医针灸的人文特点研究中一项重要的课题。

书中对医药滥用与禁用的批评极为中肯。这个问题不仅在美国，在中国亦是如此，不仅西医，中医亦然，广大医务工作者以及吃药用药，接受医药治疗的患者都应该引以为鉴。医药的目的是治病救人，给人民以健康的生活。如何在商业大潮中回归和坚守初衷，不仅仅是医患双方的事情，也是一个值得全社会思考的问题。文中提到的"能食不药，能针不药，能药不刀，能中不西"等等，具有广泛的科普意义。

其医话随笔，病案发挥、医史汇编、杂记感言等，自然流畅，真实细腻，不拘一格，风格独特，都是精心思索的心得，发人深省，对科普与科研皆具积极意义。

该书理论创新，有所发挥。临证心得，疗效卓著，颇具知识性与可读性。其出版将会受到医界同道和医疗大众的欢迎，并对中医学在国内与国际的发展作出较大的贡献，值得推荐，故乐为之序。

刘燕池

辛丑孟秋

于北京中医药大学

时年八十有五

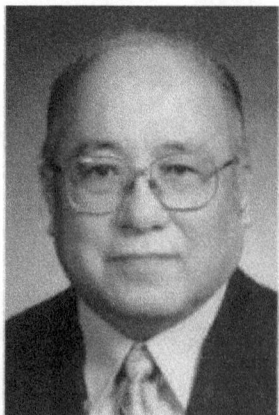

原北京中医学院中医基础理论教研室主任、中医系主任，原北京中医药大学基础医学院院长、基础理论研究所所长、校学位委员会和职称主审委员会委员，北京首都国医名师，全国第三批第四批师带徒名老中医，北京宫廷医学研究会名誉会长。

中医针刺实践和理论认识的一次突破

对于针刺治疗疾病的本质，历年来一直是中医学界一个研究和探讨的重点。许多学者从不同角度提出了多种观点，试图对中医针刺治疗疾病的本质和原理进行揭示。

王伊明老师在北京中医学院方剂教研室和中医基础理论教研室工作多年，打下了坚实的理论基础，兼有中美两地几十年长期临床诊疗的实践，她对中医针刺理论进行了深刻思考，本书辑一中旗帜鲜明地提出针刺的本质是促进自愈。人体自愈的能力来自于生命信息本源，通过针刺治疗，激发人体与生俱来的自我调整、自我修复和自我再生能力，这个观点是对中医针刺理论的一个有意义的突破。此前，也有一些中医学者提出针刺疗法具有促进自愈的能力，但主要是围绕针刺治疗某种具体疾病，认为针刺可以有效促进该疾病获得自愈。

王老师在北美多年的行医过程中，为了获得更好的疗效，一方面对中医学不断深入研究，同时也不断汲取现代医学知识与成果。尤其是她接触到很多的常规西医疗法难以治愈的疑难病例，这些病例也为她形成自己的特色认识与观点，提供了扎实的基础。在此基础上，王老师对针刺的本质有了独到的领悟，她以更高更大的视野，作为首要观点，重点提出：针刺的本质是促进自愈。这个观点可以很好地解释针刺对多种疾病尤其是一些疑难杂症的疗效。

对于增强人体自身的自愈力，现代医学的认识也在发展中。针刺的本质是促进自愈，这个观点十分有助于中医针刺学与现代医学的融通。更有意义的是，对针刺本质认识的提升，可以使今后临床与科研的方向更加准确而且高效。

中医学历史源远流长，丰富系统的理论是以实践为基础的。对于医学而言，实践中的临床疗效无疑是检验理论的一个金标准。中医学之所以能够具有强大的生命力，且不断地继续发展，特别是在异国他乡生根发芽，其关键在于具有很好的临床疗效，尤其是对多种疾病具有独到的治疗效果。

辑二中的气机理论是中医学最重要的核心理论，相应的，气机紊乱也是中医学最重要的一个致病机理，但现代医学对气机理论难以理解。如果把疾病大致地分成器质性和功能性两大类，其中功能性疾病是以功能紊乱为特点。植物神经功能紊乱又是造成功能紊乱的最重要的原因。所以，认为气机紊乱和植物神经功能紊乱大致类同，这个观点在临床上具有很高的实用价值。王老师提到，很多器质性疾病最开始都是从功能紊乱——气机失调开始的，若能及早对功能紊乱进行调整，或许可以避免许多疾病的真正发生。相对于有了症状再进行检查，查不出病来就只能等待，直到数据支持某种疾病的诊断，再开始治疗，那么针刺调理气机紊乱促进自愈，对人类健康具有非常积极的意义。

在多年北美行医期间，王老师遇到很多疑难病例，用常规的现代医学疗法，并没有取得很好的效果。她运用中医针刺，科学对症选择穴位，因人因病调整手法，对紊乱的气机进行调理，取得了非常好的效果，有的病例达到了针到病除的神奇效果。这些实实在在的病例都有力地证实了，通过调节气机紊乱，促进人体自愈能力，在治疗疾病时常常会取得意想不到的疗效。王老师同时又客观地点明，这些都是个案，仅为研究者提供思路。最为可贵的是，她总结出一些规律特点：无论西医确诊的是什么病，其中那些可能被针刺调理治愈的案例都有一些共同的特点，这符合中医异病同治、同病异治的特色，也为目前"按病索骥"的研究方法提出了可能的改进方向，为西医 RCT 大数据研究提出一些可能的思路。她提出的"什么样的人群最易显效"，以及医患互动在治疗中的作用，都为中医针灸的人文特性提出了可靠的临床证据。

辑三中对中美中医针灸异同的细节分析很是中肯。作为中国工作在针灸第一线的医生，我看到美国工作在第一线的针灸医生所写的这些异同，也觉得值得研究，不在于对错，而在于二者疗效有何区别，如何取舍，以及未来如何发展改进。

辑四所写的医药滥用与禁用，在中西医中都存在，这是个世界性的问题，我们临床所看到的也有不少。这一点不仅医患双方要警醒，更应该从宣传教育，舆论导向等方面多管齐下，制止医药滥用，增进人民健康。

辑五中可以看到王老师活跃的思维，对中医理论研究与发展多方面的兴趣。从宏论发挥，到临症写实，从摘编新闻，到书评实录，她不拘泥于中医或者西医固有的程序，均是实话实说，有理有据。本书是王老师多年心血结晶，书中许多点睛之笔，例如"穴位不是点，经络不是线，皮部不是面"，"针刺是以他愈的手段促进自愈"，读来别有新意。

　　通过对多年行医经验的总结，王老师提炼出的理论认识之精华，不但揭示了中医针刺的本质，且特别提出和明确了针刺调理气机紊乱的重要性，是中医实践和理论认识的一次突破。这个突破，可以有力地促进中医针灸学的发展，也有助于促进现代医学对中医学的认识。

　　耿学英　辛丑孟秋

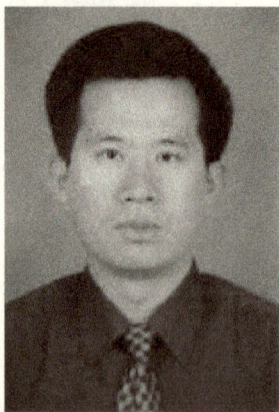

医学博士，主任医师。

毕业于北京中医药大学，中国中医科学院博士后，医学专家。发表论文多篇，出版著作多部。国家级名老中医学术继承人，科技部新药评审专家。在三甲医院工作多年，具有丰富诊疗经验。

前　言

　　笔者在美从医 30 余年，写下一些从医随笔，既不是严谨的科研论文，也不是学术意义上的临床验案，只是从一个中医生的角度，记录东西方两种医学文化碰撞时擦出的火花，从中折射出异乡从医生涯关于医学、哲学与文化的思索，以及其间的矛盾、彷徨、困惑与坚持和探索。

　　这些医话随笔视角独特，虽有管见之嫌，也不乏可读之处。或许对科研、临床，教育以及其他中医工作者，有一定启发，所以汇辑成册。

　　辑一，针刺的本质是促进自愈，是从医中最大的体会。

　　无论针刺如何被西医方法研究、证实，例如 RCT（随机对照试验，Randomized Controlled Trial），结果都是针刺进入西医体系，变成西医的一种理疗手段，换句话说，它的理论基础是西医。"促进自愈"既用了西医听得懂的"科学"语言，能够被西医理论解释，又是在中医整体观、调经络等理论框架之下，换句话说，它的理论基础是中医。这种整体把握，以人的生物学本性——具有自愈本能——为出发点研究生命、治疗疾病、调理健康的视角，应该是未来生命科学的发展方向。

笼统来说，一切有可能自愈的疾病和症状，都有可能通过针刺被调整。

辑二，针刺调理气机紊乱症候群，是笔者浅见。

这是在针刺的本质是促进自愈思想指导下，以中医独特的"气"理论解释的一组症候群。它们可能被西医内、外、妇、神经等等不同科室诊断为不同的疾病，但是它们都有共同的临床特点、症状表现、治疗规律。其最早是 2014 年，笔者在休斯敦举行的世界针联（World Federation of Acupuncture）国际针灸学术研讨会上的小组发言"针刺调理气机紊乱思路"。

物理、化学、电子、西医，所有这些以数理化为基础的科学，在从西方传到东方的时候，都是东方接受西方的思维，进入西方科技系统，领受西方理念的统治。这里讲的不是人员领导管理层面，而是在学术理念层面，是西方科技向东方的输入。包括某些"中西结合"，也是把中药和针灸当做技术手段，去适应西医的理论体系，以求得到证明与认可。在美中医不同于任何这些学科，它是用东方的医文哲理念融解、感化、诱导、引领，进行多方位的思想渗透，是东方医文哲的输出，让西方人慢慢接受东方的哲学文化医学理念。这组症候群正是在这样的思想基础上归纳出来的。

辑三，中美中医药差异，是笔者在异乡为异客的医疗实践中，对中美中医之差异的记录与见闻。

不同民族在不同的文化教育背景、哲学思想诱导、法制管理规范、医学体系熏陶下，对中医针灸、中药的想法是不同的。只能针对不同的思维方式，搭建中西医学之间的桥梁，在西方人思想里融入东方医学与文化的精华，从而实践、推广、宣传带有浓重东方哲学与文化色彩的中医针灸艺术。

笔者从比较医学的角度，观察中医针灸在不同文化土壤中萌发的新枝丫，以及在新的人文医学环境下的新发展，辟出的新路径。中医本来就流派繁多，还有不同的地域之分，现在又多了一个西方流派：美式中医针灸。它们有什么不同？为什么不同？各自有什么优劣？未来如何发展？这是笔者思索和探讨的重点。

辑四，医药滥用与禁用，是笔者亲身经历，亲眼所见，对世界性医药滥用与禁用事件的回顾、批判与无奈。其中有小诊所见闻，也有大视野观察，包括文摘、书评等。医药进入商业大潮以后对医药滥用的影响，对人类健康的危害，值得引起全社会思考。

辑五，医话随笔，是一些医话、笔记、杂谈的汇辑。

本辑有个人亲身经历的不同国度针灸立法之路，包括报刊摘编介绍美国针灸艰难创业历程的点滴小故事，极为感人。还有对以文学语言（非科学语言）写作医书造成的不严谨之分析探讨——这是中医理论难登科学大雅之堂的重要原因。也辑入一些临床实践举例，包括对中医某些经验的证实，例如灸至阴以转胎；实例证实先贤精彩描述"大实而有羸状，误补益疾，至虚而有盛候，反泻含冤"；对千年经验的挑战，例如孕脉不是 100% 都是滑脉；以中医先哲经验分析理清临床中的疑难杂症，例如小产后脉滑仍为有孕；针刺对某些疑难杂症可能帮助的浅见等等。

数千年中医医案汗牛充栋，但是在现代医学面前，都不过只是个案，从西医角度来讲，它们都未经科学证实，经不起重复，无法通过 RCT 的检验。RCT 是某种药物或者医疗手段治疗某种疾病有效性的大概率的研究方法，是从理论研究到临床应用的必经之路。目前世界性的新冠疫情治疗药物与疫苗的开发乃至批准使用，都是在大数据、大概率研究的指引下进行的。

不少疑难杂症，都有被纯针灸治愈的可能，但是反过来，绝对不敢说针灸可以治愈这些疾病。那么什么样的病症有可能被针灸治疗？什么样的人群易于被针灸治疗呢？收集、分析这些案例，寻找其中的规律，从而发现以中医理论为指导，又能为西医思维所理解的，可能被针灸治愈的症候群与个体的共同规律，以期在未来，能让针灸的适应症更加精准，治疗更有针对性，更易于被西医理解、接受、承认，使这些个案，变成有大概率，大数据支撑的，经得起重复，医生们人人可以操作的临床诊断依据、治疗方法，这是笔者收集个案，注有个人浅见的初衷。

笔者资质愚钝，学识粗浅，敬望读者指正，Email：wang1259@aol.com 。

后学王伊明

壬寅季春于达拉斯诊所

目
录

辑一　针刺的本质是促进自愈

辑二　针刺调理气机紊乱

辑三　中美中医药差异

辑四　医药滥用与禁用

辑一

针刺的本质是促进自愈

一、针刺本质是促进自愈

自愈是人体的本能，自愈力是与生俱来的自我调整，自我修复，自我再生的能力，也被称为"内在的医生"，"先天的医生"。

相对于自愈力的就是"他愈力"，也就是用自身以外的力量干预、治疗疾病。西医学为了证明西药是否对人体起了作用，设计了随机对照实验，规定要排除自愈的可能，来证明他愈力——药物的作用。

随着医学的发展，人们越来越多地依赖药物来"代替"本能，用进废退，自身的自愈本能越来越退化，所以现代人的病越治越多。世界卫生组织一直呼吁，摆脱对药物的依赖，增强自身的自愈力才能拥有真正的健康。

（一）自愈是人的本能

古希腊医圣希波克拉底有段名言："病人的本能就是病人的医生（The best doctor is the patient's instict）"，"病人最好的医生是自己（the best doctor of patient's is himself）"。

本能就是不需要思考，下意识，不由自主地由内部机制自己完成的。渴了就想喝水，饿了就想吃饭，这是饮食本能。吸进灰尘，就要咳嗽，排出灰尘，这是排异本能。天气冷了，汗孔关闭，减少散热，保存体温，这是应变本能。走路碰到突然事故，下意识的躲开，这是应激本能……

得了病就有向愈本能。皮肤破了，它会自己长好，不必有意识地操心太多，这是自我修复本能。感冒了，多喝水，休息几天，好了，这是自我康复本能。不小心跌倒骨折错位，医生帮助把骨头接到正确的位置，或许打上钢钉，3个多月，长好了，也是自我修复本能。医生知道"本能"能干什么，不能干什么。没有医生正位，很可能会"畸形愈合"，没有病人自己的自愈能力，筋骨皮肉也不能长好。如果经过医生治疗，病被治好了，医生的功劳是给自愈排除障碍……

所以，疾病的痊愈靠的是自愈，医生不可贪天之功。人们常引用一百多年前特鲁多医生的话："总是在安慰，常常是帮助，有时是治愈。"这就是医生能作的全部事情。

1，自愈力的来源

那么自愈的能力是从哪里来的呢？它是生命信息本源带来的，存在 DNA 遗传密码里面。

生命信息是如何生成的呢？人类能不能制造这种生命信息呢？目前不能！

生命起源诸说不一：神造说、宇宙生命论、自然发生、化学起源说、天体撞击论……科学界最流行的说法是：50多亿年前，地球上的生物从无机小分子进化到生物小分子，从氨基酸，再到核酸，RNA（核糖核酸），DNA（脱氧核糖核酸），生成最原始的生命，最后演化到复杂的生命个体。核酸是当今地球上所有生物的遗传物质，它携带着生命信息，又能自我复制。

美国的科学家米勒在实验室里面模拟原始地球大气的条件，成功地合成出复杂的生命基本结构单位氨基酸。氨基酸和核苷酸是动植物体内普遍存在和最最重要的两种生物小分子，它们是建造生命大厦的最基本组成物质，在生命演化过程中至关重要。生物小分子过于简单，必须演变成更为复杂的生物大分子之后，才能导致生命的诞生。据研究，由有机多分子体系演变为原始生命，这个阶段是在原始的海洋中形成的，是生命起源过程中最复杂和最有决定意义的阶段。目前，人们还不能在实验室里验证这一过程。所以这个关键步骤仍是"科学"的不解之谜。生命科学家称其为"奇迹"。

人体向愈、自愈的本能正是在这最复杂和最具有决定意义的阶段生成的，并且存入遗传信息，一代一代遗传下来。迄今，我们对其所知甚少，只有崇拜、尊重、研究、认识、辅佐，但是不能制造。就如同必须建造养鸡场、养猪场、养牛场，来获取鸡蛋、肉食，还不能在实验室里面"制造"出鸡蛋、肉食。

目前世界的医学理论有两种：白箱理论和黑箱理论。西医理论的基础是白箱，必须看得见，无论肉眼还是仪器，必须通过双盲试验证实，被称为科学。中医理论的基础是黑箱，从外表信息推测内部变化，进行宏观调控，通过反馈信息，修订调控，被称为不科学。而这种黑箱理论的基础，正是尊重了不可知的人体系统自愈机制，顺其势而调之。

2，许多所谓的"病症"，其实都是自愈本能的表演

自愈系统有多方面的能力，除了通常所说的针对致病微生物的免疫能力外，还有排异能力、修复能力（愈合和再生能力）、内分泌调节能力、应激能力，具体包含了断裂骨骼的接续、粘膜的自行修复或再生、皮肤和肌肉以及软组织愈合、通过免疫系统杀灭肿瘤和侵入人体的微生物、通过减食和停止进食的方式恢复消化道机能、通过发热的物理方式辅助杀灭致病微生物等等诸多的与生俱来的能力，呕吐、腹泻和咳嗽等也是自愈力发挥作用的表现形式。

例如，呼吸道里面有异物，人就会咳嗽，目的就是排出异物。咳嗽就是排异本能，也是对人的提醒。人们经常把咳嗽当作病来治，其实应该治的是里面的异物，例如痰、过敏、炎症，甚至肿物。病菌袭来，人会发热，就是要烧死病菌，人们却经常把发烧当作病来治。吃了有毒的、不健康的食物，就会呕吐泄泻，目的就是排除毒物。下面是笔者经历的吐泻本能排毒往事。

1970年左右，在安徽五七干校，一群原来的知识分子自己盖房，自己种地，自己做饭。有一次，午饭吃炒肉片，饭后不久，全连百十号人，无一例外，全都开始上吐下泻。笔者记得十分清楚，当时不明原因地想吐，很容易就吐出了食入物。开始不知道怎么回事，将近晚饭的时候，终于有人想到查查厨房。不知谁想到一

桶炒菜油是刚买的，会不会有问题，闻着似乎味道不对。找到镇上一查，原来买的是桐油，不是炒菜油。向上汇报以后被告知，既然是桐油中毒，应该尽量让大家吐出来，泻出来，可以喝些糖水，盐水。"桐油中毒者们"就这样经历了本能的吐泻排毒过程，没吃任何止吐止泻药物，或者任何排毒的药物。笔者自认为是最幸运者之一，食后几分钟就开始吐，基本全吐出来了，没有泻肚子。一多半的人都是又吐又泻，靠着吐泻本能闯过了桐油炒肉片中毒。至今也纳闷，吃的时候没感觉味道不对，为什么身体就不接受，一定把它吐出来呢？身体里面的这位"医生"真是伟大。

发烧、咳嗽、打喷嚏、呕吐、便泄、便秘、头痛……大部分情况都是本能的信号、预警、调理，不是疾病。发热就退烧，咳嗽就吃止咳药，便秘就吃泻药，便泄就吃止泻药，头痛吃止痛片，这似乎是常规，其实很可能把这些本能的调整、信号给遏制了，反把真正的疾病留住了。

据说，60%-70%的不适与疾病都是可能自愈的。不仅是咳嗽、发热、伤口复原这些"小事"，有些被宣称的不治之症，也有可能神奇自愈。只是科学还没有找到开启这些"自愈奇迹"的钥匙。

3，免疫过激

医学有一门大课程，就是首先分清疾病原因与本能反应。本能反应的结果有三种，一种是自愈能力强健——病人恢复健康；一种自愈能力虚弱——生病了；还有一种是反应过激，即免疫系统过度激活。免疫反应是自愈体系的重要组成部分。免疫过激造成的常见疾病，轻浅的有过敏性鼻炎，较为严重的有类风湿性关节炎（RA），系统性红斑狼疮（SLE）。2020 年开始肆虐全球的 Covid-19，其病理机制包括冠状病毒复制的危害，也包括免疫过度激活，被称为"细胞因子风暴"。本来身体发动来应对病毒侵犯的"士兵"，变成了横冲直撞的"暴徒"，攻击正常组织，成为新冠病毒的夺命帮凶。中医描述为"民之反（造反）而为贼"（见本文后面的引述）。

2/18/2020，权威医学杂志《柳叶刀呼吸医学》在线发布了全球首份新冠肺（COVID-19）患者病理报告：

"虽然患者已经死亡，但是样本是来自'活检'。病理结果发现，新型冠状病毒肺炎病理与 SARS 和 MERS 极其相似。患者的双肺都有呼吸窘迫综合征（ARDS），双侧肺泡都有损伤，伴有细胞性的纤维黏液样渗出物。双肺可见间质单核炎性细胞浸润，以淋巴细胞为主。对患者的外周血分析，发现 CD4 和 CD8T 细胞数量显著减少，但为超级活性状态。

这是什么意思呢？就是免疫 T 细胞过度激活。

本来是需要免疫系统来杀病毒的，但是过强的免疫功能，也会给正常组织造成伤害。

既怕免疫力不来，又怕它乱来！

对于新冠肺炎来说，抗病毒只是第一步，解决抗病毒感染引起的免疫过激，是第二步。之前提到的羟氯喹，也是用于治疗系统性红斑狼疮（SLE）、类风湿关节炎（RA）、干燥综合征等免疫性疾病药物，也有抑制免疫过激的功能，目前羟氯喹正在进行临床试验，尚不知道是否能显示出很好的治疗效果。"

（原文请参阅中国医疗网：http://med.china.com.cn/content/pid/170405/tid/1026/）

BBC 新闻也以"新冠病毒夺命帮凶 细胞因子风暴的真相与应对"为题，描述了新冠的免疫过激"细胞因子风暴"，给人体带来的紊乱。

"新冠患者挤满医院，病症最严重、最有可能丧命的，是那些自己的身体作出超乎常态、灾难性反应的人。

病毒来袭时，免疫细胞迅速行动，大举冲入肺部。本来应该是去保护，但用力过猛，甚至拿出重量级武器"反戈"，导致血管破裂，血液凝拴，血压下降，器官开始衰竭……

越来越多的科学家相信，背后的原因是免疫反应过激，健康保护神成了病毒夺命帮凶。"（原文查阅 https://www.bbc.com/zhongwen/simp/science-52646665）

人随时随地都有趋向自愈的本能，但是"反应太过"也往往给人带来灾害。因此,抵抗新冠一方面要抗病毒——疾病之源，另一方面要治疗因为免疫过激造成的紊乱。

如何让自愈力恰如其分，张弛有度，既保护自身、防御外邪，又不过度激发呢？两千年前的《黄帝内经》就是讲如何激发自愈，呵护自愈，调节自愈反应的医书。

（二）《黄帝内经》是阐述自愈第一书

参加某一次文学讨论会，大家聊起养生，我正暗自纠结现代的养生现状与中医古代养生观何其不同，主持人忽然问我中医的养生观。我顺口引述《内经素问·上古天真论》："美其食，任其服，乐其俗，高下不相慕，其民故曰朴。"即，吃什么都美味啊，穿什么都舒适啊，不追求名誉地位，乐于过寻常人的"俗"生活……这与时下的时尚生活可谓大相径庭。现代人紧张忙碌的生活，不断追求食色的极大满足，攀比追逐名利，都不利于养生。

养生是养什么？养自愈力！

《内经》开篇《素问上古天真论篇第一》，《素问四气调神大论篇第二》就讲述了，如何顺应自然之道，以养天真之气，呵护自身的自愈力，以达到养生的目的："上古之人，其知道者，法于阴阳，和于术数，食饮有节，起居有常，不妄作劳，故能形与神俱，而尽终其天年，度百岁乃去。今时之人不然也，以酒为浆，以妄为常，醉以入房，以欲竭其精，以耗散其真，不知持满，不时御神，务快其心，逆于生乐，起居无节，故半百而衰也。"上古之人法于阴阳—顺应四时，养生调气；和于术数—锻炼身体，益精养神；食饮有节——节制饮食，滋补内气；起居有常——按时作息，持满精神；不妄作劳——劳逸结合，强壮自愈。

"夫上古圣人之教下也，皆谓之虚邪贼风，避之有时。恬淡虚无，真气从之，精神内守，病安从来。是以志闲而少欲，心安而不惧，形劳而不倦，气从以顺，各从其欲，皆得所愿。"所以防御外邪的侵袭，注意调摄内在的精神，不妄耗精气，自愈力强盛，足以战胜外邪，维持内环境的平衡稳定，疾病就不会作祟。

《素问刺法论》和《素问评热病论》："正气存内，邪不可干。""邪之所凑，其气必虚。"这是对自愈力最早的描述，自愈力强盛，邪气就不会使人生病，只有自愈力低下，调整能力不足，人才会生病。

自愈力随着季节气候而变化，所以需要四季养生之道。《素问·四气调神大论篇第二》讲述了四季养生：

"春三月，此谓发陈，天地俱生，万物以荣，夜卧早起，广步于庭，被发缓形，以使志生，生而勿杀，予而勿夺，赏而勿罚，此春气之应养生之道也。逆之则伤肝，夏为寒变，奉长者少。

夏三月，此谓蕃秀，天地气交，万物华实，夜卧早起，无厌于日，使志无怒，使华英成秀，使气得泄，若所爱在外，此夏气之应养长之道也。逆之则伤心，秋为痎疟，奉收者少，冬至重病。

秋三月，此谓容平，天气以急，地气以明，早卧早起，与鸡俱兴，使志安宁，以缓秋刑，收敛神气，使秋气平，无外其志，使肺气清，此秋气之应养收之道也，逆之则伤肺，冬为飧泄，奉藏者少。

冬三月，此谓闭藏，水冰地坼，无扰乎阳，早卧晚起，必待日光，使志若伏若匿，若有私意，若已有得，去寒就温，无泄皮肤使气亟夺，此冬气之应养藏之道也。逆之则伤肾，春为痿厥，奉生者少。"

五十年代的中医大学生，真的有人春天早早起床，披发缓行，广步于庭。也真的追随志闲少欲的养生之道。但是进入世俗社会以后也只能都放弃了。

《黄帝内经》中《素问·四气调神大论》云:"是故圣人不治已病治未病,不治已乱治未乱,此之谓也。夫病已成而后药之,乱已成而后治之,譬犹渴而穿井,斗而铸锥,不亦晚乎"。就是强调无病先防,增强自愈力,是免除疾病最好的方式。它的合理内核被后世当作中医"治未病"——预防医学的经典语句。

(三)中医的气与自愈

促进自愈是中医治疗贯穿始终的思想

中医理论与西医理论最难以相容的就是"气"。中医理论的核心就是气,称为阳气、真气、元气、本源之气……这个气就是自愈的能力。西医找不到气。中医治疗的核心就是调理气机,气机紊乱就是自愈紊乱,调理气机就是调理紊乱的自愈力,恢复其本来的向愈功能。

与排除自愈可能,完全依靠"他愈力"治疗疾病的思维不同,中医不但承认自愈力,依靠自愈力,而且治疗中处处小心的激发、启动、维护、扶植、呵护自愈力,帮其攻伐邪气,助其排除障碍,补其力量不足,抑其用力太猛,调理自愈力贯穿在中医所有的理论与治疗的始终。

1,中医理论的气

从文字学来讲,气字最初是从象形文字开始的,被写作〻,

又作🔥，最初的含义从云，云气。它看不见，摸不到，但是能够感觉到它的存在。远在史前期，人们仰观俯察，发现天地之间充盈着一种物质，只能感知，无法看见、触摸，它的运动变化不是人的意识能够认识、掌控、左右的。且其流动不息，无处不在。《庄子·知北游》："通天下一气耳。"形成了一种特殊概念：无以名之，命之曰气。由此发展演绎出气的更广泛含义。《辞海》气字下有词条168条。《简明中医辞典》中气字条下列有116个中医以气字开头的词汇。《在线汉语字典》记载，以气字开头的词语303个，以气字结尾的词语500个。（http://xh.5156edu.com/ciyu/z9892m8294j12610.html）这些词语已经将"气"最初的概念"流动不息、无处不在、充盈天地、变化多端、既是物质也是功能"，延伸、发展成更广泛的深意。

古人对于世界的起源，生命的起源无法认知（当然现代也认知不深），于是以气名之，因之最初的哲学理论对世界、生命的认识均从气开始。

（1），气是世界最初的本源物质，生命的根本

气先于生命而成，气的蕴化，升华出生命。

东汉王充在《论衡·自然》中说："天地合气，万物自生"。南宋朱熹提出"理先气后"说，认为："未有天地之先，毕竟也只有理……有理便有气，流行发育万物"（《朱子语类》卷二）。——引自《辞海》

《周易·系辞下》："天地氤氲，万物化醇，男女构精，万

物化生"。——引自《辞海》

何休《公羊传·解诂》："元者，气也，无形以起，有形以分，造起天地，天地之始也。"

万物生成之前先有了气，然后天地之气在那种氤氲交织，升降循环，气水融会，雾气腾腾的演化之中产生了生命。这个描述与现代科学家们所研究的，原始地球大气在原始海洋中演化出最初生命的过程何其相似。

道教把气写作"炁"（音 ji 四声），炁从火，可以解释为看不见的能量，《老子·第二十一章》："道之为物，惚兮恍兮，其中有象；恍兮惚兮，其中有物；窈兮冥兮，其中有精，其精甚真，其中有信。"

气是恍惚之间，若隐若现，能够感知，却看不见，摸不着，构成万物，拥有能量，载有信息，本能地运动着的物质。现代解释为，气集物质、能量、信息于一体。

气不是人造的，它先于天地而成，聚构万物，化衍生命。生命是气聚而成，与生俱来，驻养于生命之中，主宰生命的生长壮老已。它在生命活动中所扮演的角色是：有气则生，无气则死。

中医理论更是直截了当："天地合气，命之曰人"，"人以天地之气生，四时之法成"。（《素问·宝命全形论篇第二十五》）"气聚则形成，气散则形亡。"清喻昌（嘉言）《医门法律》

（2），中医理论的气

物理学家杨振宁博士曾经说，如果所谓的上帝是一个人的形象，那我想是没有的，如果问有没有造物主，我想是有的。世界的结构不是偶然的，非常"妙"……年纪越来越大以后，看见的"妙"的东西多得不得了，而能够把他们贯彻地了解的可能性越来越小……

杨振宁先生是从物理学的角度看到物理的世界妙不可言，无法解释，无法彻底了解。中医是从生命的角度，看到生命的自组织自调理机制妙不可言，于是中医遵从、研究"造物主"所制定的规矩、法度，顺其势而调之。调什么？调气！气是造物主赋予人的。

与《黄帝内经》基本同期诞生的《圣经》说，耶和华神用地上的尘土造成人形，把生命之气吹进他的鼻孔里，那人就成了有生命的活人……如果我们把耶和华看成是对造物主的拟人化，那么有神论者与无神论者在对生命的诞生的认识上是有共同之处的。关键的是那口"气"，完成了无生命到有生命的关键转化，也是科学家在实验室里面制造不出来的那一点最初的生命之火。

中医即是研究与生俱来，驻养于身，主宰生命的气，它如何造化人的生长壮老已，在与内外邪气争斗中，如何自卫抗争、自我痊愈、以利生存，医学怎样辅佐、协调以至补益攻伐，以助解除疾病的困扰，获得生命的健康。一言以蔽之，贯穿中医理论体系始终者一"气"耳。

人生于天地之间，与天地之气通。

• 天文历法气象地理学意义上的"气"

中医观察外在的日月星辰变化，研究世界本原之气在万物
的内部，包括人体内部如何衍生运作，与外界之气如何互为沟通，
其规律与调整。

天地之间有一种气，运行变化生生不息，衍生出四季，
二十四节（节气），生命呼应之而变化，随之盛衰起伏。孔子说，
四时行也，百物生也。

古人测量这种节气变化，例如，冬至一阳生而葭灰飞。《后
汉书·律历志》："候气之法，为室三重，户闭，涂衅必周，密
布缇缦。室中以木为案，每律各一，内庳外高，从其方位，加
律其上，以葭莩灰抑其内端，案历而候之。气至者灰动。其为
气所动者其灰散人及风所动者其灰聚。"

按六律六吕（古乐的十二调，古代乐律学名词，是古代的
定音方法）制作十二个大小不同的管子，另外准备一种质量极
轻的灰，叫做葭灰，把灰放在管子里，讲究的管子是玉做的，
取其密度大，不因温度而胀缩太多。管子放在三重屋子里，一
点儿风都不会进去。到了冬至那一天，第一根管子（叫黄钟）
里面的灰就自己飞动起来。这个运动不是空气流动引起的，而
是天文学上的节气到了冬至，为什么会动？古称为"一阳生"，
即，阴气盛极转衰，阳气开始发生。这个阳气动，不因任何外
界气流运动引起，而是从万物内部而生。

外面的节气如此，生命本身也呼应此变化，植物动物和人，
有生命的都相通相应相关联，因应产生内在之气的阴阳生长盛

　　　　医话随笔：一位中医师在美国的中医实践与思考

衰起伏变化。最典型的是女士的月经周期与望月朔月的关系。中医因应而生季节养生法，饮食、起居、运动等如何与之顺应。异常的季节节气变化时，例如"至而不至，不至而至，致而太过，非其时而有其气"，人容易生病，也容易旧疾复发，正在好转的疾病可能恶化等等。

自然界有风雨云雾冰暴霜雪潮涨潮汐，人的生理应因而变化，异常的时候就变成邪气风寒暑湿燥火。地球上供给人类生存的水、土、空气、温度等等，是生命的活水源头，它们不随人的意识为转移的变化都会影响生命。

《素问·六节脏象论》："天食人以五气，地食人以五味，五气入鼻，藏于心肺，上使五色修明，音声能彰；五味入口，藏于肠胃，味有所生，以养五气。气和而生，津液相成，神乃自生。"

• **生命内部的气**

点燃生命之火的火柴"上帝"没有给我们。人体内部的气不以人的意识为转移地演化着我们的生命。中医研究生命内部这个气的规律与调整。

人体气的作用十分纷繁复杂，从一个受精卵开始，有人统计过，一个卵细胞有 8640 X 1,000,0004 个化学原子合成 1728 X 1,000,0003 个分子，再发展为几百亿细胞的超大集体—生命，他们各司其职，分工合作，互通信息，反应灵敏。到处可以看到有计划，随机应变的行动。不需要我们花费吹灰之力，受伤的血管可以自动凝血，血流马上另循其道……

中医理论研究的是人的脏象经络，脏里面藏的是什么？气！

经络里面流动的是什么？气！所以贯穿中医理论始终者一气耳。中医研究这种与生俱来，看不见，摸不着，藏在脏腑里，流动在经络中，在外与天地呼应，在内有自我存在和生长壮老已规律，不以人的意志为转移的"气"。它能干什么，不能干什么，小心呵护，助其不足，补其虚弱，抑其过亢，举其下陷，通其淤滞，调其过猛。

袁鸿寿老先生（1909—1990）于1979年写过一本书《中医理论体系的核心是什么？（中医针灸发展史自序）》，书中举例气功修炼者描述气在体内的流动，他说：

在中国，有一位著名的教育家叫蒋维乔（1873-1958）。通过练习内在气，使自己变得健康。他写了几本关于他的内部气功方法的书，例如"静坐作为气疗法的一种形式"。在这些书中，他非常详细地描述了自己的内部气功经历。我想在这里翻译"静坐是气功的一种方法"的一段内容，以使您知道他如何感觉到气在他体内流淌：我（蒋）学习静坐以后，最先出现的感觉是全身轻若鸿毛，后来小腹发热，就自己动起来，自脊上头，又自面部下小腹，这股气打通了任督两脉。后来夜半起坐，胸间突突跳动，口津特多，一连几夕，跳动更甚，其气直上两眉之间，后直达于顶，盘旋久之，即似电绕行周身，穿过两手两足，历时一分钟，突然在眉间停止。继中宫又动，从左肩到左腿，好像电路绕半身做一斜圈而转，床也为之震动，动极突然而停，又从后脑震动，动力自背脊而下，突停于尾闾，又从右肩到右腿，也像电路绕半身做一斜圈而转，动极突停，这就打通了阴阳跷、阴阳维四脉了。有一夕，动力从面部左右两耳间好像横画一条直线，左右摆动多次，突然停于眉间，又从头顶胸腹下至龟头划成一弧形线，将龟头挺起，如此上下多次，这样冲脉也打通了。有一夕，中宫动力在背部绕脊骨左右旋转，次数相等，复在背的皮层，自左至右绕一大圈，转数十次，自右至左，也转数十次，又在腹中环绕任脉左右旋转，继在腰间自左至右绕一大圈，转数十次，自右至左亦如此，这样带脉也通了。静中无思无虑，气之来也行也，皆不由自主，而所走路线与奇经八脉全同。

（《中国针灸发展史自序》，作者袁鸿寿，5/1/ 1979，河北大学）。

何其生动的描述！最初是如何发现已知的经络线的，称为14正经和奇经8脉？没有人可以肯定，或许像蒋维乔这样的气功修炼者在进行气功放松和冥想时，感觉到气在自己的身体中流动并记录了气流动的路径。

• 与生俱来的肾精与自愈力

中医理论里面的肾精，它是先天而来，又依赖后天营养不断充实成长。这个先天而来的一点点精华就是目前人类不可制造的自愈力。

有人认为"干细胞具有先天之精的属性"，干细胞一般处于休眠状态，只有出现损伤或刺激时才会被激活，这与中医理论"肾者主蛰，封藏之本，精之处也"（《素问·六节藏象论》），"阴者藏精而起亟也"（《素问·生气通天论》）极为相象（参见天津中医药大学学报，第31卷，第1期2012年3月Vol. 31 No 1 Mar．2012，"基于'肾生髓'理论浅述肾精与脑认知功能的关系"，作者陈薇，付于，毕海）。所以利用干细胞作为"种子"，利用其超强的分化、更新和修复能力，培育出新的器官组织等，替换被损伤的、自身病变或衰老的器官的再生医学颇具前景。某个角度来讲这是对肾精——自愈力的人工"再培养"与利用，当然只是自愈的一个方面——自我再生。

2，中药治法中的"扶正"

方剂治疗八法"汗吐下和温清消补"，既有汗吐下法祛除邪气，也有温清消法调理紊乱，更以和法调和、协理表里阴阳气血虚实之间的不和谐，补法是一个重要的法则。补什么？补益正气，增强自愈力，具体又分为补益阴、阳、气、血。中国老百姓几乎尽人皆知人参补气，当归补血等等。不但用专门一法讲补益正气，而且其它各法在攻伐邪气，调理紊乱的时候，时时注意不伤害人体的正气。

例如，汗法是通过发汗祛除邪气，解除表证的方法，对于正气不足又兼有表证的案例，为了增加祛除邪气时候的力量，也防止发汗的时候损伤正气，特别设有扶正解表法。

气虚伤寒症益气解表败毒散，用羌独活辛温发散以驱邪毒，配以人参补气，鼓舞正气以助驱邪。

阳虚表症助阳解表再造散，以参芪为君药，补元气，固肌表，既可以增加自愈力以助驱邪，又可以预防发汗驱邪的时候阳随汗脱。

血虚表症养血解表葱白七味饮，用力量比较平和的葱白、豆豉、葛根、生姜发汗解表，同时用地黄、麦冬养血滋阴。《灵枢》特意指出"夺血者无汗，夺汗者无血"，张仲景更明确："亡血忌汗"，因为"血汗同源"，所以血虚的人伤寒，不得不发汗的时候，既要补其阴血才能助其发汗，又要小心呵护，不可发汗太过，更伤阴血。

阴虚表征滋阴解表加减葳蕤汤，以葳蕤为君以助汗源，因为阴虚的人本来汗源不足，必须发汗的时候，就要滋阴以助发汗，也防止因为发汗进一步伤阴。

下法中攻补兼施新加黄龙汤，在大黄芒硝攻下的同时配伍人参甘草益气，当归补血，生地、玄参、麦冬、海参滋阴增液，既助攻下的力量，也防止因为攻下可能造成的气血阴液伤损。

……中药治法中的每一法每一方，都处处顾及不伤正气，维护自愈力。

3，癌症治疗新思路

有些晚期肿瘤自愈的案例极大地启发了整个医学界。癌细胞是叛变的正常细胞，既然癌症是来自于正常细胞的突变，那癌症细胞有没有可能重新变回正常细胞呢？就像是犯了错误的坏人，能不能放下屠刀，回头是岸呢？

有科学家说，同时存在两种炎症反应，或者注射某种疫苗，就有可能启动控制肿瘤的免疫反应。《国际癌症与临床研究杂志》登载过一篇 Behzad Niakan 医生的文章："某些报告的急性感染后癌症自发缓解和消退的共同因素"，（"Common Factors among Some of the Reported Cases of the Spontaneous Remission and Regression of Cancer after Acute Infections"），它的摘要说"对于某些急性感染后癌症的自发缓解和消退的病例报告，已提出了一种免疫学机制。报道基本上表明在这些癌症患者中大约同时发生了两种或多种急性炎症反应。此外，报告显示大约同时发生的两个或多个急性炎症反应可能会抵消全身性炎症对先天免疫的抑制作用。说明在这些癌症患者中激活先天免疫细胞（NK细胞，树突状细胞等）导致癌症的自发缓解。"

（原文链接：https://clinmedjournals.org/articles/ijccr/international-journal-of-cancer-and-clinical-research-ijccr-6-112.php?jid=ijccr）

看，科学家们准备对叛乱分子"策反"了！

中医理论早就有此认识，《医方集解》除痰之剂·清气化痰丸："盖气之亢而为火，犹民之反而为贼，贼平则还为良民，而复其业矣：火退则还为正气，而安其位矣，故化痰必以清气为先也。"清代医家汪昂在这里讲的是邪火与正气的关系，可以这样说，正气就是自愈力，邪火既可能是外来的邪气，也可能是本身的自愈紊乱，免疫过激。所以中医的邪气风寒暑湿燥火，除了暑是外来的，其它五种邪气都可能"内生"，这种内生的邪气很大程度上就是自愈紊乱，或者免疫不足，或者免疫过激。中医这种"贼平则还为良民"，"火退则还为正气"的思想很值得现代医学借鉴。

4，新冠病人的痊愈都是自愈的

面对 2019 年底开始肆虐全球的新冠 COVID-19，传统医学显得如此措手不及，狼狈迎战，显效甚微，到 2022 年三月初，已造成四亿以上的人口发病，六百多万人的死亡，以及众多后遗症。

分析西医治疗新冠的方法，医学界承认，作为对抗医学，没有专门杀灭、抑制新冠病毒的药物，新冠病人的痊愈都需要依靠病人的自愈能力。轻症、普通型不必看医生，自己在家里隔离。主要就是休息、运动、睡觉、好心态、注意饮食、补充必要的维生素 C、维生素 D、微量元素锌、每日晒太阳、适量运动等，以增强自愈力，也可以配合退热、止痛、祛痰止咳等对症用药。重型、危重型才需要去到医院做生命支持维护。所有人最后能否康复，拼的都是自身免疫力——自愈力。

中医对此的应对比较从容一些。按照中医辨证论治，以扶正祛邪的思想，对预防发病、中早期的治疗大见成效，重症危重症的病死率也大大降低。

据海外网站"留园网"2020 年 2 月 22 日文章记载，中国工程院院士、天津中医药大学校长张伯礼率领的中医医疗团队给出的一组中、西医治疗效果对比组数据：

"体温复常时间：中医组（2.64±1.31）天，西医组

（4.38±1.90）天；平均住院天数：中医组（7.38±2.06）天，西医组（9.59±3.59）天；其他伴随症状消失率：中医组 29 例（90.6%），西医组 7 例（63.3%）；CT 影像好转率：中医组 88.2%，西医组 68.8%；临床治愈率：中医组 32 人（91.4.1%），西医组 11 人（61.1%）；普通型转重型及危重型发生率：中医组 5.9%，西医组 35.3%；死亡率：中医组死亡 3 人，8.8%，西医组死亡 7 人，38%。"（原文链接：https://club.6parkbbs.com/military/index.php?app=forum&act=threadview&tid=15578108）

为什么中医在此世界性的新难题面前略显从容？因为中医从根本上说，是以提高病人的自愈力为前提。据说全世界的新冠病毒加起来也填不满一罐可乐瓶，这么小的病毒却让全世界的科学家狼狈不堪，所谓"华佗无奈小虫何"，迄今仍然没有制服、消灭它们的可靠应对方法。唯一能挺过去的办法，就是增强自身抵抗力，让自己产生更多对抗病毒（邪气）的战士（正气）。而扶正祛邪是中医一贯的战略战术。

西医是一种对抗医学（Allopathic medicine），其认为，健康有赖于外部干预，例如化学药物、手术刀，找到外来干扰因素，以及人体本身的物理改变，包括肉眼所见，实验室所见，或者各种检查所见，X-ray、MRI、CT 等等，将之作为诊断治疗依据。没有针对"干扰因素"的对抗药物，就显得无能。

中医是一种顺势医学（Homeopathy Medicine），自然医学（Naturalpathy Medicine），其关注的是人对外来刺激的反应，如何自发地对抗，以及如何调整这种自发的调节能力，促进恢复平衡。中医既有针对干扰因素的"抗病毒"中药（有待"科学"

证实），也有调节自身平衡的方式方法，所以会略显从容。

5，现代系统医学的思维最接近中医思维

系统医学，是发源于西方，被西方人认可的医学理论体系；它的思维古老又崭新，西方人理解，又有异于西医；它的哲学思想基于系统论、信息论、控制论，是西方人能理解的哲学体系；它的医学理论框架基于西医解剖学、生理学、病理学、临床医学等现有西医理论框架；最重要的是，它是"科学"，"因为它具有形成科学体系的三大要素：公理系统、数学表达、实验证明"，它可以用数学语言描述清楚甚至量化。

它具有医学人文理念，三个最重要的有别于西医体系，靠近中医理论的思维方式。其一，充分考虑人体自愈本能："人体具有康复能力"，具有"自动纠偏机制"，与中医理论贯穿始终的维护正气理论，如出一辙；其二是对人体健康的整体把握，而不是分科而论，各自治之，与中医的整体观思想完全一致；其三，它重视人体"内环境的稳定"，却是以"反馈""负反馈"，"稳态可以用自耦合系统来描述"等西方物理语言表述，称其为"微妙的躯体智慧"，与中医所论阴阳平衡不谋而合。

系统医学本质上是一种新的医学思维。但它不是要取代目前的主流思维，而是弥补它的不足，这正是目前中医针灸替代医学的地位。

以上引文均引自凌锋：《系统医学可以帮助我们走出现代经典医学的思想困境吗？》（2020-12-31 20:00 sohu, https://

凌峰医生是《系统医学原理》的作者，也是系统医学的实践者。她用系统医学的思维方法，制定出不同于传统治疗方法的医疗方案，治疗罹患新冠病的 101 岁老父亲，尽量不用医疗手段剥夺他本身的功能，改变了西医治疗策略，对病情危重的老父亲不做气管切开，给医院写了免责承诺书，充分承认、利用、维护其自身的"纠偏"（自愈）本能，用各种康复手段、营养改善来促进他本身能力的恢复，最后使其转危为安。

凌峰医生说："我从构建系统医学这十几年探讨中得出的体会是：1、好的治疗应该是个体化的 2、治疗是一个逐渐逼近理想目标的过程，不可能一步到位。3、要尊重人体的自愈能力，避免过度干预！ 4、医学是通过治病达到救人的艺术，所以必须是科学与人文的结合。缺乏科学的医学是愚昧的，缺乏人文的医学是冰冷的。" 这种系统医学的思维最接近中医思维，某个角度来讲，可以把中医理论带上"科学"的大雅之堂。

（四）针刺的本质就是促进自愈

人之所以生病不外乎邪气过于强大，超出了自愈的能力，或者自愈力虚弱，疲劳，自我调整、修复能力低下，当然也包括免疫过激。

自愈力可以通过自我与外力被激发调整。自我，例如休息、运动（包括气功指压等）、营养、心态，自我教育，对健康的理解，患病后的心理在康复中也有至关重要的作用。外力，医药手段排除自愈障碍，例如抗菌、手术摘除肿物、矫正畸形；中医各种方法驱邪；针灸激发自愈；医药增加自愈能力，例如五花八门的营养素、维生素、微量元素，中医十分丰富的补益方法；医药抑制过强的自愈反应，免疫抑制剂、类固醇、非甾体抗炎药、抗组织胺类药物等等。除此之外，很多因素都可能激发自愈，朋友的语言开导，心情的舒畅放松，地域更换带来的身体变化，甚至饮食改变都有可能瞬间激发自愈。

针刺以他愈的手段，激发自愈的能力。针刺是促进自愈最简单、最实用、最经济，最少副作用，也是应用范围最广泛的治疗方法。当然它不是万能的。

科学对自愈有一个误解，医学"科学"研究把治疗与自愈对立起来，一切"治疗"都要排除自愈。最典型莫过于，所有的 RCT 都要排除自愈效果，所有的药物试验都要排除自愈可能。这显然不是研究具有自愈本能的生命个体之健康问题的正确思路。西医治疗就其本质，不外乎消灭致病因素，维护系统运作，修复基本构架等等，哪一项帮助也离不开自愈本能的存在。从根本上来说，没有本能的自愈机制，任何他愈措施，包括药物、手术、针刺……都不可能奏效。

针刺至今很难登上大雅之堂一个最主要的"受攻击点"，就是它促进激发自愈，而这正是被西医承认的"治疗"需要排除的。医学科学家们正在一个一个地研究针刺对神经系统、免疫系统、内分泌系统的作用。针刺实际上是综合效应，瞬间自愈力的激发似乎不是某一个细胞、神经、免疫分子的提高或者降低所能够解释的。

例如，患者有明显的自觉或者他觉症状，西医各种检查手段查不出"病"，被针刺治好了，有人的结论是：无论针刺与否患者都能够自愈，因为经过各种检查，患者本来就没有"病"。例如辑一的几个复视案，有明显的他觉症状——单侧黑睛不转动，自觉症——复视，西医查不出"病"，纯针刺完全治愈，这是不是针刺的功效？

针刺止痛，无论是提高痛阈，促进内在的本能的止痛物质的释放，例如内啡肽，或者是骨骼肌、平滑肌的解痉作用，都被认为只是缓解症状，不是治疗疾病。

针刺确有一定的安慰剂效应，如果针刺是包括安慰剂效应在内的综合效应，从而治愈了病人，其安慰剂效应应该成为否定针刺的理由吗？

针刺仅仅对有可能自愈的疾病有效，这话不假，有人统计目前算作病的病，有一多半是可能不药而愈的。不过任何疾病的最终痊愈都是自愈的，没有患者的自愈力，任何"治疗"都无法奏效。反过来说，一切可能自愈的疾病，都有可能被针刺激发治愈。恰如其分地合理针刺，在任何疾病治疗与康复过程中都可能发挥作用。针刺在自愈过程中缓解症状，例如感冒时候的鼻塞、头痛、咽痛等等，缩短自愈时间，维护机体度过艰难的痊愈过程，也是一种治疗。西医最大的功劳是自愈力被抑制的时候，帮助排除自愈障碍，而不是仅仅治疗"不能自愈的疾病"。其治疗的基本条件是，患者仍然存在自愈力。手术开刀，患者必须有自我止血本能，否则一刀下去，岂不是出血不止。术后必须有自我修复创口本能，否则创口无法愈合…… 有明显手术指征的疾病，患者惧怕手术，可以通过非手术方法，或者仅是自我疗养而好转，例如复杂的脊椎病症，间盘滑脱，脊髓狭窄，压迫神经，通过针灸中药调理等非手术的保守治疗，假以时日，患者可以摆脱痛苦。当然不能否定手术在关键时刻的作用。既不能过分强调它愈的力量，也不能完全忽视自愈的本能。

从西医理论来看，针刺对自愈系统的各个层面都有激发、调整。安德鲁·韦尔医生在他的《自愈力》这本书中，陈述了康复系统的各个层面：脱氧核糖核酸（DNA）、单个细胞、组织（例如伤口康复、骨折修复、组织再生等）、系统（循环、消化、神经、内分泌、免疫等）、心理等等，以及康复奇迹的发生。越来越多的科学家们，从自愈系统的不同层面逐一研究，证明、承认针刺的本质就是促进自愈。

临床针灸医生，目的是要治愈疾病，还患者以健康，而不是要证明针刺强大，可以超越自愈本能。任何治疗都是建立在患者有自愈本能的基础之上的，排除自愈无法实现任何治疗。以他愈的手段，激发自愈的能力，从而痊愈疾病，应该是最理想的治疗措施，针刺就是这样一种方法。

（五）自愈可能被多级多路调节

70年代末，一次笔者被所在的方剂教研室派去怀柔讲课，出发前一天突发上感，去医务室拿了红霉素备用。到了怀柔，一下车，一股清新的冷空气扑面而来，深深吸入几口，直沁心肺，咽喉间顿觉轻松，呼吸道也舒畅了，上感症状顿消，后来不药自愈。分析，怀柔地处北京的北面，县委招待所邻近山区，空气非常新鲜，而当时笔者所在学校里面正流行流感，师生都在那个环境里，咳声此起彼伏，谁也跑不掉的。所以环境变化是最主要的因素；其次去外面讲课"活儿"也轻松，讲稿早就有，一日三餐县委招待所负责，不用天天挤公交车上下班，规律轻松的生活方式也对痊愈极为有利。

上感的痊愈方式有很多，除了工作生活环境改变，心情改变以外，适当的中药、西药都能促进好转。有患者说每次上感吃大量的 VC，立愈，喝柠檬汁，多运动多出汗，多喝水，休息等等，最后痊愈都是自愈的，其痊愈途径可能是多种多样的。

不仅上感，有人做过研究，同一位患者，请十位老中医开处方，可能开出十种不同的处方，也就是说，同个体，同疾病，可能多级多路，以不同的方式被治愈。还是那句话，最后痊愈都是自愈的，而自愈 / 以治疗辅助自愈的方式五花八门，多级多路。途径不是唯一的，有时候难以确定哪种方式最佳。

经常读到很多自愈的"故事"，所以称其为"故事"，因为只是一个个的个案，不是被证实的医学案例。某癌症晚期的病人，卖掉了房子去旅游，回来以后，癌症竟然不治自愈了。这只能证明心态与环境可能促进癌症自愈，值得重视与研究。所有的晚期癌症病人都去旅游，能够让他们全部自愈吗？目前的主流癌症治疗方法还是早期手术，加放化疗。有人说，每天饮用健康蔬果汁，癌症自愈了。有报道癌症患者由于某种其它炎症，激发了免疫反应，癌症不治自愈了。得了 COVID-19，或者是打了疫苗以后，癌症不治自愈了，都是个案。总之癌症的治愈/自愈方式多级多路，但无论如何每一种方法都不是对百分之百的癌症患者有效。

针刺促进自愈的治疗方法也不是唯一的，同一种疾病，同一个症状，十位合格的针灸师，穴位、手法各异，可能会用十种不同的方法治疗，大概率来说治愈率都很高，而且很难证明哪种方法"最佳"。最简单的头痛来说，网络上丰富多彩的"各家学说"暂且不论，就拿单穴治疗来说，仅就《中国针灸独穴疗法》（主编陈德成、王庆文，吉林科学技术出版社出版，1992年9月第一版，1994年1月第二次印刷）一书"头痛"一章所载，治疗头痛的独穴就有风池、液门、内关、中渚、鱼际、印堂、天牖、医风、膈腧、列缺、完骨、丝竹空、太冲、阳陵泉、太阳、悬钟，以及各式各样的阿是穴、奇穴等等，再加常见的经验穴合谷、百会、涌泉、足三里、足临泣等等，不下十几个，甚至几十个穴位。针法、技法更是可以列举出几十种，有人在某专家讲到头痛的讲座上面提问，治疗头痛的针灸方法是不是有十几种之多，专家非常真诚地回答，上百种也是可能的，而且难分伯仲。笔者以为，穴位的特定靶效应不能忽略，但是不能否定，临床中针对某病的针灸治疗，穴位与技法，可以探讨最佳，但不唯一。

针刺的技艺百花齐放，正式出版的书籍已经令人眼花缭乱，教材、专家、教授、官媒体、自媒体，以及藏龙卧虎，默默无闻的每位针灸师们的经验更是层出不穷，人们已经习惯于百家争鸣。这些现象，从某个角度证明了针刺促进自愈是多级多路的，目前难以证明其"唯一性"。

举几则笔者促进自愈的记录。

二、针刺促进自愈举例

（一）急性肾衰

中年男士，半年前突发少尿、水肿、血压高。西医诊断为急性肾功能衰竭，一直用利尿药、降压药、和类固醇。现在仍有三度可凹性水肿，少尿，血压高，贫血，视物模糊，心慌，心中悸动不安，疲乏无力，全身麻刺，四肢冰凉，"足冷过膝"，上半身发热，少腹冷而便泄，所谓"上热下寒"。

中医辨证：舌胖淡，有齿痕，脉象弦紧。符合中医肾阳虚水泛。

治疗温通经络、益肾补脾、助阳利尿。

针刺：关元、气海、足三里、复溜、合谷、百会、四神聪、天枢、丰隆、公孙、太溪、太冲。神庭、印堂、攒竹、鱼腰、太阳、四白、阳白、承光。

其中君穴：关元、气海、足三里、复溜、合谷。顺时针沿经络走向缓慢捻转进针，轻微提起再插下，手不离针守住气数秒，没有过多的提插捻转，并关注患者的针感反应。患者有沉紧酸胀感，以及热流感，第一针扎进去瞬间，就有一股暖流从肚子开始流动，慢慢流向全身，从内脏到四肢，温暖舒适，须臾，全身麻刺感随暖流化解，肚子不冷了，心中的悸动慌乱以及不安的精神随之安静下来。整个儿醒针期间，这股暖流不断流动，充斥全身，半年多来从没有过的轻松舒畅，活力再现。

其它穴位均快速过皮，顺时针缓慢略捻进针，不求强烈针感，取轻度得气，有轻微沉紧胀感。

神灯：少腹。

2 周一次针刺，症状逐渐好转，西药在医嘱下逐渐减量。最后一次针刺（共 11 次），舌色淡红，略胖大，无齿痕，脉象沉稳。血压正常，水肿全消，身冷、肢冷、便泄完全好转，视物模糊完全好转，心中的悸动不安没有再发作，所有症状完全消失。西医医生做过检查，被告知肾功正常，医嘱：西药全停。

临床治愈。

笔记：

1，针刺激发促进了自愈力。

（1），针刺的瞬间，强烈的神经刺激，激发了自发的神经、内分泌、免疫系统的活力，启动了患者自己的康复自愈活动。

真正的痊愈就是从针刺第一针开始的。第一针非常重要，它是激发自愈的起点。

Dr. Andrew Well 在他的《自愈力》这本书中，转述《加拿大医学协会期刊》所言："被认定为康复奇迹要达到五个标准：第一，必须证明疾病确实存在，并已确诊；第二，必须证明无论治疗与否，该病的预后都很差；第三，该病非常严重，无药可治；第四，康复过程不是渐进的，而是瞬间发生的；第五，康复必须是永久性的。"（Page 78）

本案不是"康复奇迹"，但是"疾病确实存在，并已确诊"，药物效果不理想，康复自愈过程"瞬间发生"，这三点是存在的。

针刺的第一针往往就是那个"瞬间"，许多案例其自愈都是从第一针瞬间发生的。

（2），这个刺激不同于任何伤害性的外力刺激，它是有思想准备的，有组织的，由医生逐步渐进性实施的，带有明显的医患双方互动式的刺激，有明显的人文色彩，是科学与人文的结合。

（3），最重要的应该是，经络穴位特殊的"调理气机"靶效应，使得患者正气来复，促进了自我痊愈的过程，真正的医生是患者的自愈力。

2，很可惜的是，没有具体的西医化验检查数据。只能从症状、用药和患者转述的西医检查结果来判断：肾功逐渐正常，西药慢慢减量，直到全停，证明确实完全康复。这一点非常遗憾，也是在美国中医私人诊所很难得到完整病案资料的原因。

3，治疗频率也很耐人寻味，半年时间，共 11 次针刺，平均两周一次。这不是常规的理疗频率。

4，准确地说，这是纯针刺辅助西药治愈急性肾功衰一例。

可能损伤肾脏，造成急性肾功衰的毒性物质多种多样，某些化学药物、某些中药、生物毒素（动、植物性毒素），包括蜂毒、蛇毒、生鱼胆毒、蕈毒及花粉等，以及物理因素，例如放射线等。本案例或许就是生物毒素——蜂毒引起的急性肾功衰（有蜂蜇史）。

不能就此下结论说，纯针灸可以治愈急性肾衰。第一，患者一直在吃西药，虽然患者认为真正的缓解是从针刺第一针开始的，但是不能忽略西药在维护基本生命活动中的重要作用；

第二，急性肾衰原因很多，不一定都有可能纯针灸治好；第三，这是一位对针刺敏感又不怕针的患者，如果是对针刺不敏感，或者非常怕针的人，恐怕也难以达到效果。

5，值得研究的是，什么样的急性肾功衰可能被纯针刺治愈？什么样的患者可能被治愈？如果根本不作针刺，半年或许更长一点时间，会不会在西药的控制下，也可以慢慢好转呢？或者将会永远必需用西药维持，发展成慢性肾功衰，以至最后需要洗肾？

（二）重症肌无力

中年女士，患重症肌无力五至六年。十天前突然四肢无力，呼吸骤停，送往医院急诊，被诊为重症肌无力急性发作，住院三天。出院后继续服药。

来我处就诊时仍然呼吸困难，四肢萎软无力，下肢完全不能走动，双手甚至不能拿起一只杯子，伴有肌肉抽搐。

病症分析：重症肌无力，是一种表现为神经肌肉连结点神经传导障碍的自身免疫性疾病，临床上主要表现为骨骼肌异常容易疲劳，甚至痿废，中医属于痿证。

治疗原则一般是：益气壮阳起痿，理论上认为："治痿独取阳明"。方法上可以针灸与中药相结合。

手足阳明经循行于形成上下肢运动的主要骨骼肌，以及主管呼吸运动的肌肉最丰厚之处。其中手阳明大肠经循行于上肢三角肌、肱二头肌、肱挠肌、挠侧腕长伸肌、挠侧腕短伸肌，这些肌肉对上肢、手指运动起着关键作用，穴位如：臂臑、手三里、上廉、下廉、偏历、温溜、合谷等。足阳明胃经循行于下肢股四头肌、缝匠肌、胫骨前肌，这些肌肉对下肢运动起着关键作用，穴位如：髀关、伏兔、阴市、梁丘、足三里、上巨虚、下巨虚、条口、丰隆。足阳明胃经还循行于胸腹部的重要骨骼肌，如胸大肌、肋间内外肌、腹直肌，这些肌肉对胸式呼吸和腹式呼吸起着关键作用，穴位如：气户、库房、屋翳、膺窗、不容、承满、梁门、关门、太乙、滑肉门、天枢、外陵、大巨、水道、归来等等。

针灸可以唤醒这些肌肉上的神经连结，促进其传导，使骨骼肌受损肌的终板部位突触间障碍得到修复。艾灸在治疗中也起着重要作用，所以古人说："重用艾灸必然瘥"。

中药则通过整体作用，提高神经系统的兴奋性，增强免疫功能。因为大部分证型表现为脾肺气虚，方药一般以补中益气汤加减，重用黄芪，亦是独取阳明之意。

中医辨证：舌胖淡，有齿痕，脉沉细弱，呼吸虚弱，四肢萎软无力，腿不能走路，手不能拿任何东西，便泄日六次，典型的脾肺气虚。

中医治疗：对针灸毫无经验的患者，必须一针见效，以增强其信心。针灸穴位的选择必须是少而精，尽量避免疼痛。不过如果痛一点，但是立即显效，那么患者也是可以接受的。

针刺：精选了三个穴位，手足三里，伏兔，都是手足阳明经上下肢肌肉最丰厚的部位，最不容易疼痛，又最容易得气的穴位。

先扎伏兔，一针下去，手下感觉得气，针被肌肉夹住，比较沉紧，不松也不过紧，恰似"如鱼吞钩"，心里有了几分把握。患者感觉怪诞，像是温热水，在其下肢上下流动。于是更有信心，这位患者得气，有气就好办。于是缓慢提插捻转，持续并增强这种针感，同时注意观察患者面部表情，尽量不要引起疼痛。三个穴，六支针，运针过程中，患者一直感觉热流随针流动，使得上下肢能量复活。同时注意到，肌肉不自主抽搐已经停止。

得到了好的效果，又加了几针：臂臑、梁丘，以及肾经的或中、俞府，督脉的气海。

针刺以后，患者坚持自己下床走走，虽然反应慢，走得慢，腿还不太听使唤，神经传导仍然比较慢，但是无论如何能自己走了。

中药补中益气汤为主的汤药，重用黄芪。

针后患者在帮助下，自己走出了诊所。

在以后的针刺治疗中，增加了血海、三阴交、髀关、上下巨虚、丰隆、公孙、太溪、中脘、关元等穴位。

针对下肢沉重少力，用过艾灸。艾灸的味道有点像大麻，袅袅的艾烟很像巫术。但是因为有效，患者还是接受了。

十二次针灸（五周），患者呼吸困难慢慢好转，由浅呼吸到能够深呼吸，腹式呼吸。由每日便泄六次到完全正常。上下肢的运动能力逐渐增强，到最后行走自如，可以正常生活。

带中成药以巩固，补中益气丸、人参精、人参补丸、中气丸等。

半年多以后，患者告之，不但走路完全正常了，现在还能跑步，并且进行以前喜欢的剧烈体育运动。

八年以后，患者告知，重症肌无力没有发作过。

笔记：

1，这位患者自发痊愈的启动就是从第一针开始的，第一针下去就有温热水上下流动感，这是神经传导介质被激活，患者们常用能量来复（regaining energy）形容。这种针感在艾灸中增强，并且在逐次针灸时不断被激发巩固。得气是痊愈机制启动的关键、自愈的起点。

2，这种传统的，以得气主导的针刺，对于观念比较开放的人士，在心理上愿意尝试新鲜事物，也能接受"有益"的尝试者，效果比较好。一针有效以后一直能接受运针，使施术者能够尽可能地提插捻转，以促进"气"之来复——神经介质的激活与传导。

3，针法非常重要，针管进针以后盯住患者的表情，手下慢慢运针，因为患者的表情有时候比语言更快地反映出得气与否或者针感和疼痛感，这就使得施针者最快地掌握被针者的反应，或者说多大的针刺量是适合的，很难量化，必须根据患者的接受程度，既得气又不太痛，能接受为宜。另外患者看到医生认真地关注他／她，也会感觉到是在认真地被照顾着，心理上比较放心，才会精神与躯体都放松，认真地体会针感，而有利于经络疏通，气机恢复畅通。进一步证明，针刺是人文科学，必须医患互动。

（三）复视 1

老年女士，复视，右眼黑睛转动不能。

17 天前开始自觉右眼胀，视物有双影，右眼球黑睛停留在内眼角，转动不能。以为中风，看过急诊、家庭医生、眼科医生、脑神经科医生等等，做过各种检查，包括 MRI、MRA（磁共振血管造影），被怀疑脑血管问题、局部肌肉麻痹、或者某些炎症，但是没有明确、正式的西医诊断，没有药物、注射或者手术治疗可以帮助患者。

中医辨证：右眼球黑睛停留在内眼角，不能移动，视物重影。其他问诊无阳性发现。舌右边尖有瘀斑，色不深。脉象略数而细弦，寸浮尺沉。

针刺试治：足三里、太冲、陷谷、侠溪、足临泣、百会、承光、印堂；

右：攒竹、阳白、四白、鱼腰、太阳、上关、下关、迎香、丝竹空、瞳子髎。

第五次治疗增加了气海、关元、天枢、大横。

头面部穴位用轻针法，不提插不捻转，体针穴位用传统针法。患者得气明显，体针每一针都有酸沉胀的感觉，而且自觉周身舒适。第一次针刺时就感觉到全身松下来，右眼略感轻松，右眼胀有减轻。三诊针刺开始，自觉重影与以前不一样，两个影逐渐靠近，直到九次针刺以后完全痊愈。

从他觉症状来看，三诊开始，他人能观察到右眼黑睛开始略有移动，五次的时候，黑睛可以移动到中线，七次的时候，可以移动到外 3/4 处，直到最后活动自如。

一年多以后，偶遇患者，情况很好，复视完全痊愈，没有再发生。

笔记：

1，这个针刺促进自愈案，也是瞬间开始的。第一次针刺就感觉局部轻松，眼胀减轻，重影与以前不一样，后来渐进性的痊愈。

2，中医分析：

这个病案针刺的要点是，局部取穴，全身取穴，手法变化较大。局部取穴的目的是促进局部肌肉放松，解除痉挛、紧张，也能使麻痹的肌肉尽快"复苏"；促进局部血液循环，加速炎症自愈。全身取穴的目的是促进整体健康状况，加强自愈能力。

中医的思维是，其气聚于上——右眼球，针刺降气理气，经络通顺，眼球于是就可以转动。前四次均以降气理气为主，足三里、丰隆、太冲、陷谷几个穴以重手法提插捻转，务求得气。自愈机制开始启动以后，局部与整体用穴的手法均衡，不再用强手法。基本痊愈以后，又以整体调节为主，手法缓和，以善其后。即病重时用重手法，以启动自愈；病缓以后用缓手法，以求促进整体康健，巩固疗效。

患者的舌苔、脉象很有特点。第一次舌边尖有瘀斑，脉弦数、寸浮尺沉，可见其肝气不舒，已有淤血，气浮于上，急宜降气舒肝。第三次，"舌上的瘀斑没有了，苔薄白，有齿痕"，"脉象不数，略濡，寸不浮"，至此，气机已经比较平复，自愈机能已经开始启动，仍然较弱。最后一次，舌脉正常。

3，患者精神放松，对促进自愈很重要。

眼球突然不转动，一般人都会想到中风、脑血管病等等，容易造成比较紧张焦虑的心理状态，越发不利于康复自愈。通过多次急诊、家庭医生、以及专科医生，脑神经科、眼科等医生的全面检查，排除了中风、眼科疾病等，再加上针刺的效果逐渐显现，患者紧张焦虑的心绪慢慢松弛下来，精神上感觉"有救了"，所以四次针刺以后好转的速度加快。

4，这是纯针刺病案，没有用任何西药或者中药。考虑"针能治者不用药"。针刺是唯一的治疗措施，西医只是检查没有任何治疗。患者多次强调，针灸是她唯一的治疗措施。但是那些检查排除了其他疾病，也给纯针刺提供了可能。不过无法证明，针刺治疗是她最后好转的唯一原因。这类病不治也能自愈吗？

（四）复视 2

中年男士，五六天以前开始视物重影，看过医生，用仪器做过眼部检查，不知道是什么检查。医生告诉患者，左眼血管有一些瘀阻，循环不好。西医没有明确诊断，没有药物、注射、手术可以帮助病人。

自觉视物有重影，但只是在中间视野重影，左眼左侧眼角和左眼右侧眼角视野正常，视物没有重影，左眼自觉有胀痛。观察双眼球可以看见转动，左眼白睛略有充血，左眼球在中左视区转动艰涩。

针刺：双足三里、丰隆、太冲、陷谷、足临泣、太阳；

左，攒竹、鱼腰、丝竹空、瞳子髎、四白、阳白、上关、下关、耳门、听宫、迎香。

头面部穴用轻针法，不提插不捻转，体针穴位用传统针法。

第一次针刺，眼胀没有了，复视有改善。二诊充血没有了，眼球转动艰涩没有了。三次痊愈。

笔记：这位患者自愈的启动也是从第一次针刺的瞬间开始的。针刺前向患者说明的时候，患者一再表示，不怕针，只要能够快一些好，该怎么针就怎么针。第一针右陷谷，缓慢进针以后，一提针，患者顿觉左眼轻松，观察其左眼黑睛转动由艰涩立即变得顺滑。

（五）复视 3

中老年男士，复视，待查。

两周前突发复视。看过眼科医生，被诊为糖尿病性眼病，也或许与面神经病变有关。目前主要问题是，单眼视物尚可，双眼视物，就出现复视。所以必须一只眼戴着眼罩生活、工作，否则所看到的东西全都是双影的。

患者患糖尿病多年，胰岛素注射多年。目前血糖依然不稳定。四年前发生右侧面神经麻痹，后来有好转，遗留右面颊运动略有迟缓。

针刺：主穴：承光、攒竹、鱼腰、太阳、下关、足三里、陷谷、足临泣；

辅穴：百会、四神聪、听宫、四白、阳白、颊车地仓透穴、丰隆、太冲、光明、中渚、液门。

每周两次针刺。主穴基本上必用，辅穴适当加减。

二十次针刺过程中，视患者情况调整主辅穴位。

针法：眼区局部的穴位，针管进针，略捻进，不运针；远端胃经、肝经、胆经、三焦经穴位，如足三里、陷谷、太冲、足临泣、中渚等，轻针法，略捻进，视患者接受程度略提插。

第五次，复视的位置有一些改变。自此逐渐好转。

第二十次针刺，完全好转，复视没有了，眼罩不必戴了。视物完全正常，双眼球转动灵活，双侧面颊对称。复视与面神经麻痹均临床治愈。

笔记：

1，这一例纯针刺案，一直只用轻针法，没有用过重手法，自愈的启动比较慢，直到第五次才开始有变化，不知是否与施轻针法有关。

2，针刺前后，以及针刺同时，患者多次重复看过神经科、内分泌、眼科等医生，作了 MRI 等检查，神经、血管、肌肉全部正常，排除了肿瘤等脑部病变、神经损伤、血管损伤、肌肉异常、甚至肿瘤等。医生认为，复视的问题可能与糖尿病、面神经病变有关。介绍患者理疗，做些眼球运动锻炼。患者没去。

这些西医的各项检查排除了一些疾病，这是十分重要的，没有这种检查排除器质性病变，也不能放心地仅用针刺治疗。患者多次强调，没有正式的、确切的、唯一的诊断，更没有任何西医治疗，针刺是唯一的治疗措施。

3，完全康复后，再去看医生，医生明确告诉患者，你好了。并且说，当初不针刺，过两三个月也会自己好转，因为他们做过所有的检查，患者根本就没病。笔者当然无法证明，如果不作针刺就不会好转；也无法证明，痊愈是针刺帮助的结果，而非完全靠患者自愈；更无法证明，针刺激发启动了患者自愈机制，实现了自愈。

笔者以为，"没病"的人，不等于没有"问题"（症状），有了症状，暂时不能确诊任何疾病的时候，正需要借助外力调理以助自愈。这个时候以针灸促进、激发自愈，正是西医治疗的盲点。不能把自愈与他愈对立起来，不可能、不需要、不希望以西药、注射、手术等手段进行他愈的问题，患者可以先尝试用针灸以他愈的手段促进自愈。

（六）子宫摘除术后阴部痛

中老年女士，五周前，患者做了子宫切除术，术后至今有阴部到少腹部的疼痛，性质为搏动样的痛，从会阴部起，串到整个儿阴部区域，包括阴道、尿道、肛门，并且放射性地放散到少腹部。大便秘结，吃很多粗纤维仍然排便困难。舌苔厚，脉（一）。

分析与治疗：考虑到疼痛部位符合肝经循行路线，遂以经络辨证为主施治。

百会、四神聪，有利于中枢神经系统的放松，以及周身放松。

蠡沟、太冲，为肝经在下肢的重要穴位。太冲是肝经的输穴和原穴，可舒肝解郁，调理经气，是全身镇痛镇静的要穴。蠡沟是肝经的络穴，有疏肝通络的作用，也是阴部病症的重要反应穴，例如阴痒、阴痛、细菌性或者霉菌性阴道炎，都可能在蠡沟穴发现阳性压痛反应，对阴部痉挛等病症也有很好的解痉作用。

当检查按压蠡沟穴的时候，患者有明显的酸胀感。又按压其它的穴位进行比较，感到患者所言不虚，确实蠡沟最敏感。这是支持以蠡沟、太冲为主穴的主要依据。

足三里是全身强壮益气的要穴，配在舒肝理气的穴位中，有加强益气舒肝，导气下行，舒缓平滑肌，解痉止痛的作用。

进针后轻度捻针，取其轻微得气，然后醒针三十分钟。

起针的时候，患者报告，扎针和捻针的时候，感到阴道、肛门慢慢地松弛下来，悸动样的疼痛慢慢消失了。醒针的三十分钟里，感到全身很放松，那种阴部放射到少腹跳动样的疼痛，牵及全身的不适感逐渐缓和下来，代之以舒适安宁。

二诊：自从上次针灸以后五天来，阴部到少腹的博动样疼痛没有再发生过，子宫摘除手术以后的一个多月来，从没有像现在这么舒服过。便秘也好了。

三诊：巩固治疗一次。

八个月以后患者来治疗另外的问题，自述阴部的博动样疼痛一直没有复发。

笔记：

1，这位患者的自愈启动也是在第一针刺入的瞬间发生的。

2，针灸对于消除手术以后的神经肌肉不适感效果很好。就像当初赖斯[1]在北京协和医院做了盲肠切除术后，有腹胀的不适

1　1972 年 2 月随尼克松总统访华的《纽约时报》记者 James Reston 在北京期间患上急性阑尾炎，接受手术和针灸治疗后痊愈。他日后将自己这段经历写出，发表在《纽约时报》上，引起美国的针灸热。本书辑五第二章 "美国针灸创业史一隅" 中也会提及。

感，中国的医生们就是以针灸治好了他的术后腹胀。这位患者是子宫切除术，所以取肝经为主解除不适。

（七）腹胀

中年女士，腹胀，腹部有包块，时发时止，消化不良，三年左右了。

腹部有气球一样的"肿物"，巴掌大小，经常发作，没有的时候什么症状也没有，发作的时候有沉重压迫感，位置有时候在上腹，大部分在下腹。每天都会发生至少一次，多时有五六次，一般是进食以后，每次发作一两个小时，可以自行好转。三周来泄泻，沮丧，无力疲乏，增重十磅，月经周期略有缩短，以前三十天，现在二十五天。

中医辨治：舌尖略红，脉象略数，88/每分钟。

腹胀而有包块时发时止，时上时下，发无定处，符合肝气不舒，肝风内动，气机紊乱。泄泻、疲乏、增重、经期缩短，考虑肝郁克脾而有脾虚。针刺宜疏肝理气健脾。

针刺：合谷、太冲、足三里、内关、阳陵泉等穴。均缓慢进针，提针，取轻度针感。唯合谷、足三里和太冲手法较重。

针刺第一穴合谷穴的时候，激发了肠蠕动，明显能听到肠鸣音，患者自觉腹部咕咕作响。醒针期间，有气排出，患者自己认为腹部里面在"重组"。

二诊：腹胀和气球感没有再发生，便泄有好转，沮丧有好转，仍无力，睡眠不好。

治疗同上，加百会、印堂、三阴交。

三诊：睡眠好，自我感觉非常好，精神好，"原来的自己回来了"。

（八）痿证

老年男士，双腿无力八个月。

双腿无力，走路困难八个多月了，但是平衡好。西医作了许多检查如血化验，头部、脊柱、骨盆、盆骶关节全做过 MRI 等,排除了骨骼神经肌肉的可能问题,最后说双膝关节有些退化，有一些关节炎等等，没有给任何药物，也没有给任何治疗建议。

双腿肌肉没有萎缩，走路外观上看只是慢一些，没有跛行。脉象沉弱，尺脉更沉。

中医辨治：考虑为中医的"痿证"，"治痿独取阳明"为法。以足阳明经为主。因为是慢性病，又对针刺毫无了解，决定以大方、慢刺、轻微针感为法。

针刺：髀关、伏兔、梁丘、足三里、上巨虚、阴阳陵泉、血海、膝阳关、解溪、悬钟、内外膝眼、鹤顶、百会、气海。

患者反应良好，第一针就明显得气，有针感，沉重、酸紧、走窜。针刺瞬间就感到周身温暖，轻松，双腿力量再生，并且每次针刺时都有加强。

十次治愈。

笔记：

1，八个月的萎症，其自愈的启动也是从第一次针刺开始的。

2，中医的"痿证"，与西医许多疾病可能有关系，如脊髓侧索硬化症（ALS）、多发性硬化病（MS）、重症肌无力、进行性肌萎缩、甚至某些帕金森等等。但是如果西医检查排除了这所有的疾病，那么只有中医能帮助了。

3，讨论：前两次治疗，患者感到温暖，力量再生，是否说明自愈力已经启动，后面的八次如果不治，会不会仅依靠自愈力也可以自己慢慢好转？还是每一次针刺都再次激发自愈，都是必要的，直到完全好转？

（九）椎板清除术后二便瘫

老年男士，椎板清除术后二便不能，部分组织有麻坠感。

两个半月之前，因为脊髓狭窄，做了椎板清除术。术后原来的疼痛确实有好转，但是遗留二便不能。目前服用泻药、灌肠解决大便。每日导尿 4-6 次解决小便。自我感觉下腹腔到阴部、肛门右侧有一块硬硬的东西，似有拳头大小，时时有麻坠感，非常不适。

希望针灸帮助实现自主排泄二便，以及麻坠感问题。

诊治提要

针刺：君穴：长强、会阴、次髎、气海、关元、大赫、天枢、大横；

臣穴：大肠俞、关元俞、小肠俞、膀胱俞、中旅俞、白环俞、秩边、环跳、水道、中级、足三里、太溪、合谷、复溜、昆仑、阿是；

佐穴：百会、风池。

每次选五六个主穴，配八个左右辅穴。二便完全正常以后减长强、会阴。

第一次针刺以后，患者回家的路上就有要小便的感觉，患者术后一直麻痹，没有便意，这是术后两个多月一直没有的感觉。到晚上这种感觉再次出现的时候，患者当时热泪盈眶，感到自己有救了，从此开始了漫长的持续针刺。

大便的问题，几次针刺以后，就自述有大便的感觉，试着开始自己排便。针刺十天以后，可以在泻药的帮助下，自己比较顺利地排泄大便，不必灌肠，特别是可以控制大便。针刺一个月的时候，能感觉到排气。两个多月开始减少泻药的应用。三个月以后，自述大便基本正常，泻药停止，排便无力的问题慢慢好转了。

小便的问题，每次针刺，都说尿道中有感觉。自排尿量逐渐增加，导尿量逐渐减少，七八个月的时候自己排尿能力基本正常，导尿量仅有 25ml 以下。一年以后，复诊手术医生，经医生同意，完全停止导尿。

腹部到会阴部麻坠感的区域，在漫长的针刺过程中非常缓慢地缩小，直到最后虽然没有完全消失，但是患者形容只有一点点，基本没有不适。

笔记：

1，这位患者的自愈启动是从第一次针刺开始的，后来告知，第一针的时候，尿道就有感觉，似一股热流开始在下腹流动。以后每次针刺都觉得少腹部有暖流流动，或者有气在动。漫长的康复过程中，二便瘫的问题渐进性好转。

2，有一段时间，感到患者对针刺不敏感了，而且二便已经完全没有问题，生活已经没有什么困扰。于是提出停止针刺，休息一段时间。

过几个月再次针刺的时候，医患双方都感到，患者对针刺又比较敏感了，麻坠的一小块地方又开始感觉被刺激到了。

是否可以这样解释：自愈力长期被针刺刺激，疲劳怠惰了。停止一段针刺以后，自愈力再次被激发启动，即，针刺可能有耐受性。

（十）新冠后失嗅失味

中老年女士，新冠后失嗅失味一个月。

三十多天前聚会后几天，开始出现新冠症状，头痛、发热、咳嗽、突然失嗅失味，二十多天前经过医生检查，核酸检测，确诊新冠轻症，在家隔离。九天前核酸检测阴性。目前体温正常，症状好转，仍感觉疲劳无力，味觉、嗅觉全无。

寻求针刺，主要想恢复嗅、味觉，也希望整体调理身体，

分析：目前的研究认为，失嗅失味的新冠病人，60-80% 患者在失嗅失味后一年内可以自愈。从中医来讲，失嗅失味是突然发生的，无论中枢性的或者是局部神经性、味蕾、嗅觉细胞问题，总不出中医气机紊乱，上焦失嗅失味，必有气虚，或者气机壅滞，所以降气调气，促进自愈应该有效。

治疗：百会、四神聪、印堂、迎香、天枢、气海、足三里、

八风、后八风（跖骨结合部之前凹陷处，每足四穴）。

针法：足三里、后八风，用重手法提插捻转，尤其太冲、陷谷、内庭。其它穴位轻针，略得气即可。醒针三十分钟。

针刺后第二天，患者嗅觉、味觉全部恢复。

笔记：瞬间发生，又瞬间痊愈。

后来陆续看过几例新冠后失嗅失味，或者怪嗅怪味的患者，用类似的针法都有效。

（十一）奥狄氏括约肌功能紊乱

中年女士，肝区胃脘区疼痛。

一年来四次肝胃区疼痛，有时候可以自行缓解，有时候必须去急诊，被诊为多发性胆结石。1周前微创手术摘除胆囊。术后上腹痛，串到右后背。术后3天再次住院，肝功不正常，被诊为奥狄氏括约肌运动功能紊乱。

脉象：弦细。胃区触诊有压痛。

病症特点：

（1）胆囊摘除术前一年，胆囊摘除术后一周，肝胃区疼痛性质差不多。都是绞痛，抽搐样痛，向右胁肋后背放射样串痛，需要急诊，偶尔可以自行缓解。

（2）胃中咯咯作响，像打嗝一样出来一些气，疼痛就有缓解。

（3）手术以后的疼痛在饭后加重，患者现在很害怕进食；傍晚加重，夜间加重，影响睡眠。

（4）四肢非常冷，足冷更厉害。

（5）平时血压低，90-100/60-70mmhg。疼痛的时候血压升高，115-140/80-90mmhg.

（6）大便不干，但是排便困难。

针刺：百会、四神聪、印堂、内关、天枢、大横、中脘、梁门、日月、期门、阳陵泉、足三里、上巨虚、太冲、陷谷。

神灯：上腹部。

中药：舒肝丸，8 X 3

医嘱：热水浴、热水泡足、热疗胃区。温热柔软饮食。

第一次针刺时和针刺以后，感到非常舒适，疼痛没有了。

第二天，患者说，昨天傍晚又开始有胃区和缓的疼痛，肝区没有痛。一小时后疼痛结束。自述度过了一个美好的夜晚，没有痛，睡得很香。患者也知道疼痛可能再次出现。

两天以后，傍晚又有疼痛，也或许轻一点儿，直到两小时以后，突然就消失了。夜间没有痛。早饭后有一点儿痛。

再两天以后，傍晚剧痛再发，去急诊，做了手术，扩张奥狄氏括约肌。从那以后疼痛没有了，傍晚和饭后都没有痛了。

笔记：这个病案的提示是：

（1）针刺可以缓解胆囊切除术后常见的奥狄氏括约肌功能紊乱，但是有些患者不能避免复发。这位患者只针刺了一次，后来只是报告，没有治疗。如果连续针刺三到五次，或许可以使术后引发的奥狄氏括约肌功能紊乱慢慢地稳定下来。

（2）反复发作的奥狄氏括约肌功能紊乱，手术可以一劳永逸。

（3）未来如果针刺治疗胆囊切除术后奥狄氏括约肌功能紊

乱，能够被更多的患者与医生理解，那么，患者就多了一种医疗选择：针灸作为非手术的保守疗法，可以缓解手术以后引发的内脏括约肌、平滑肌功能紊乱。适用于各种原因不能做手术，惧怕手术，希望保守治疗以避免手术者。根据病情的轻重，针刺的频率可以或长或短。例如每天一次，直到完全好转；两三天一次；一周一次等等。

总之针刺促进自愈有时候不一定是一次完成，也不一定是最佳和首选。

（十二）胃气逆返

老年女士，食后呕吐时发两年，最近两周加重。

现病史：过去两年有时发作食后呕吐，胃不痛，不经常泛酸。最近两周来症状加重，每次进食以后都会呕吐，直到把进食物全都吐出，有时候吐出的是前一天的进食物。现在与患者谈话中她不断呕吐。不呕的时候也会听到、见到患者不断打嗝（呃逆），胃气上冲。

看过西医，被诊为反刍，建议作胃镜，还没有作。

中医辨证：脉象小数，寸浮尺沉。舌无异常。应属胃气上逆，以降胃气为法针之。

针刺：仰卧，先刺陷谷，太冲，针刺入略加提插捻转，呕恶、呃逆止，再刺足三里、百会、四神聪、印堂、太阳、内关、神门、鸠尾、上中下脘、梁门、气海。此时患者已经安静下来。

醒针十分钟以后，患者又开始呕恶，针全部起出。自述吐的是口水，少量食物。

坐位，仅刺足三里、陷谷、太冲，四神聪、印堂、太阳。每十分钟提插捻转运针一次。其中患者说，呕恶有减，但是还是有，都是口水。每次运针都可以缓解呕恶。

针后，患者说比以前舒服，似乎胃气逆返有减，所以舒服一些。

建议连针三次。

第二天，患者自述，昨天针刺以后，虽然仍然有几次少的恶心呃逆，基本没有再呕吐，可以进食。

仰卧，治疗同前，三十分钟醒针，之间没有运针。

今天整个儿针刺过程中没有见到，也没有听到患者呕吐、呃逆。

两天以后，患者自述，针刺有帮助。自从前天第二次针刺以后，没有呕吐呃逆，只昨天有一次，有一点儿要呕的感觉，没有吐。很长时间不能躺着睡觉，不得不坐着睡，现在可以躺着睡了。

针刺治疗同上。

嘱，以后若有胃逆蠕动的现象复发，不要等情况非常恶劣，尽早来针刺，防止恶化。

笔记：此例是典型的胃气亢逆，胃蠕动逆反，针刺对降胃气，恢复正常胃蠕动功能效果是显著的。其中足三里，陷谷、太冲是最有效的降胃气的穴位，提插捻转传统运针法是必要的。

对比上面一例奥狄氏括约肌功能紊乱，此例如果没有第二天、第四天的连续三次针刺，患者的胃逆蠕动有可能再次慢慢复发。因为患者第二天、第三天，仍然有蠢蠢欲动的胃气逆反。所以针刺促进自愈以后的巩固，维持治疗还是必要的。

对针刺促进自愈有以下体会：

1，凡是有可能自愈的疾病或者症状，都有可能通过针灸促进其自愈。

2，疾病的证据可以是实验室数据，仪器检验指标，例如蛋白尿、血压高、肾功衰；也可以是明显的他觉证据，例如复视，他人可以看见眼球转动异常；或许只有主观感受性证据，例如虚弱无力、疼痛、失嗅、失味。

3，西医已经做过各项检查，或者"没病"，或者没法治，或者治疗效果不理想者，均可试用针刺。

4，针灸大部分情况下是患者的唯一治疗措施，西医只有检查，没有药物、注射、手术治疗病人；也有些是西医治疗不利之下的"替代"措施；还有一些是"辅助"西医共同治疗。

5，大部分时候第一针得气，患者有积极反应，例如暖流、热水流动、周身轻松、舒适，大部分患者在病患局部会有积极改善等。也有些三五次之内能有自愈启动。也就是说，好转或者瞬间开始，或者三至五次中渐进发生。有些患者在自愈启动以后需要维持治疗若干次，以巩固疗效。

6，疾病与好转都可能用西医某些生理、病理机制来解释，例如平滑肌痉挛与怠惰，针刺解除痉挛、或者唤醒麻痹的肌肉；促进人体某些积极的化学物质分泌，例如内啡肽；促进血循环，淋巴循环，促进炎症消退；以及其他激发神经内分泌免疫系统启动自愈。

7，疾病缓解大部分是永久性的，并非仅仅短暂缓解症状，缓解期大于西药止痛片。

8，针刺促进自愈不是万能的，有可能自愈的疾病是有限的，对某些疾病，"它愈"仍然是医疗的主要手段，不可贻误病情。例如恶性肿瘤，如果不是误诊，确诊癌症的自愈发生率很低。而且早期癌症的治愈率很高，患者应该正规治疗。因之，辑二中提出了"适宜病例的选择"，以期规范针刺促进自愈症候群的范围。

9，自愈是多级多路的，针灸只是其中一种方法，有时候针灸不一定是首选，也不一定是最佳。

10，不少这类疾病或症状有中医风证的属性，属于中医气机紊乱症候群。

辑二

针刺调理气机紊乱

· 针刺调理气机紊乱的提出

让笔者对针刺调理气机紊乱这个题目发生浓厚兴趣的是临床病案。最开始是某些疑难杂症，看似凶险，针刺却立竿见影。一个两个笔者还不以为然，发生得多了，本能地就想知道为什么，并且开始收集这些病例，积累发病原因、病症特点、治疗穴位及针刺手法方面的规律，觉得一定是中医宝库里面有什么诀窍。最早就是从针刺调理气机紊乱，激发自愈想通的。这些病症内、外、妇、神经、血液、呼吸、消化、内分泌、皮肤，风湿什么科都有，用中医理论分析，都符合气机紊乱，都有"风证"的特点，都是自愈力失调。后来再见到这类病症，用同样的思路，调整穴位、手法都能获效。于是想到西医目前不相信针刺，其主要原因就是理论的迷茫，与它的不可重复性。而从气机紊乱这个思路看，重复是可能的，关键是找到规律，以及与西医对等的语言。只要按我们的方法做，任何人都能成功，没理由不被承认。后来读到 Dr. Andrew Weil, M.D. 的著作，1996 年版的《Spontaneous Healing》，其中一句话极大启发了我：植物神经功能紊乱在美国是一个不被承认的疾病，原文请见本章第二节

"共同特点"。

仔细推敲，气机紊乱与植物神经功能失调有相似之处也有区别，能得到些启发。西医对于没有"精准"证据（实验室）的"症候群"可以理解，也能接受，最典型症候群如肌纤维痛症（Fibromyalgia），有典型、共同的发病表现、症状特点、生理病理机制和治疗方法，有规律可循。中医气机紊乱症候群有共同的发病特点、临床表现，大部分有西医学的理论基础，这些气机紊乱症候群包括平滑肌痉挛或者瘫痪、炎症、植物神经功能紊乱、内分泌失衡、免疫低下或者过激等等，最重要的是中医从整体观出发分析这些散在的症状，以全局的观点，依中医独特的"气"学说，解决这些局部的问题。对这些症候群的治疗有规律可循，值得作为具有中医特色的一组症候群进行探讨。

· 什么是气机紊乱

六淫、七情、疫疠、饮食劳逸为主的自然因素、社会因素，都能激起人体应激反应，通过神经、内分泌、免疫等调整，抵御外邪，护卫自身，恢复内外平衡。即病因刺激—应激反应（表演）—自我调整—自愈，这是一个本能的，天天、时时都在进行的过程。自我调理不利、虚弱或者过激，就会延缓自愈，加重病情。中医的气机紊乱症候群就是在这整个过程中所表现出来的一系列症状。既是病因所致，也是人体本能的抗击表演和抗击不力或者过激造成的紊乱，并伴随整个康复过程。针刺治疗本质上就是激发正效应的自我调理，促进自愈。这个思路符合回归人类的生物学本能—时时向愈—为依据的临床治疗与科研思路。西医思维主要是针对病因与疾病，比较忽略这个正邪相争的紊乱过程。一般来讲，病因与组织器官的改变西医要通过各种诊断学手段"看"出来，这就是"证据"，找不出准确的证据，就没有治法。有时候西医的证据或许是盲人摸象，本章第三节案例，家庭医生诊为高血压，心血管科诊为心绞痛，呼吸科诊为哮喘，消化科诊为胆功能低下，需要手术切除胆囊。他们都有"证据"，但是都治不好，其实就是广泛平滑肌痉挛，中医一言以蔽之——气机紊乱，调理气机，两次治愈。

笼统来讲：中医理论体系的核心是什么？一个字：气；人体病症的关键是什么？一个词，气机紊乱；针刺所做的是什么？简而言之，调理气机。气虚、气滞、气逆、气陷、气闭、气脱……总之，气的生成以及升降出入等流动异常，广义上统称为气机紊乱。本章所讲的这一类典型的气机紊乱，是一组临床特发症候群，它们有共同的临床特点和治疗规律，可称之为狭义的气机紊乱。它是西医诊断治疗的盲区，针刺治疗的优势所在。关键之处是，它既符合中医理论，也可能被西医理论解释理解，还可能被重复。

一、针刺调理气机紊乱症候群举例

（一）胆区痛1

中青年女士，胆区胀痛两个月。看过西医，做过超声波、血化验等各项检查，全都正常。被诊为 胆囊迟钝。医生说如果疼痛不好转，就摘掉胆囊。患者不想摘除胆囊，寻求中医针灸帮助。

伴有大便不顺，略略泛酸，有时候打嗝以后胆区的胀痛就会有些缓解。舌苔薄而略黄，脉象弦。另外伴有忧郁、焦虑、甲低。

疼痛性质：闷胀痛、钝痛、串痛，从胆区向胁肋和后背串痛。时发时止，发无定时，可能很快自愈，也可能迁延数日。

诊治：针刺百会、印堂、太阳、足三里、梁丘、阳陵泉、悬钟、日月、期门、足临泣、太冲、陷谷等穴。足三里、太冲手法较重，取其舒肝健脾，其它均用轻针法，略有酸胀即可。

第一次针刺以后，原来的闷胀痛基本好了，还有一些钝痛，自述 有 85% 的好转。

后来的十五年当中，因为肾区痛，少腹痛，胃痛，头痛，或者痛经来针刺。每次针刺都有 85%—100% 的好转。

笔记：

1，患者疼痛特点是胀痛，闷痛，钝痛，串痛。中医讲"胀为气滞，刺为血瘀"，"两胁串痛为肝郁"，因此属于气滞，按肝气郁结论治。这种气滞引起的疼痛，来去迅速，是临床最常见的气机紊乱症候群，可能牵涉到很多不同的脏腑，引起不同部位的，复杂的疼痛症状，正如患者的表现。针刺按照疏肝祛风、镇静安神施治总能有出其不意的效果。

根据病证特点分析，或许与大脑缺血、低氧等病理有关。用百会、太阳、印堂等调节大脑神经血流有一定效果。另外植物神经所支配的内脏平滑肌（胃肠、胆囊、子宫、血管平滑肌等）的舒缩异常和腺体分泌异常，也直接导致千奇百怪的症状。

2，针刺对内脏平滑肌痉挛的直接解痉作用，也是临床效果立竿见影的主要原因。这种假设推断，在下面的病案中也得到证实。说到针刺解痉止痛，人们最容易想到的是解除骨骼肌痉挛的疼痛，这里要强调的是解除平滑肌痉挛。这种平滑肌痉挛的疼痛性质大多为闷胀痛、钝痛、串痛、也可能会绞痛、刺痛，时发时止，可能自行缓解，也可能经常发作，甚至长时间发作，令人痛苦不堪，与情志关系密切。这些都符合中医肝郁，气机紊乱的症状。

3，患者的胆区痛，以及其它的肾区痛、少腹痛，胃痛，头痛，或者痛经，每次都在针刺前被西医反复检查，以超声波、血化验、脑 CT 等手段，排除胆结石、肾结石、盲肠炎、脑部、子宫病变等等，为针刺的施行提供了最大限度的可能。

（二）胆区痛 2

中青年女士，因胆区巨痛，诊断为胆结石症，三周前手术摘除了胆囊。一周前开始，与手术前同样的疼痛又回来了。疼痛难忍，去过两次急诊，也看过专科医生。再次做过 X-RAY、MRI 以及所有的内科检查，迄今没有找到任何疾病。除了医生开的吗啡，什么药也无法止痛。

已经约好四天以后再看医生，准备做内窥镜逆行胆囊－胰腺造影术，以作进一步检查，术中如果发现有结石，将一并取出。

疼痛性质：阵发，突发，像是要休克样的疼痛，每天大概有五次左右，每次发作时间从几分钟到一两个小时。有时候可以自行缓解，现在每次发作就服止痛药。不发作的时候，也可能几个小时没事，一点儿也不痛。一般清早起来没有痛，活动以后就会出现。卧位疼痛会好一些。疼痛部位：主要在右侧肩胛骨下，右胁以及右胁下。

分析诊治：患者目前有明显的疼痛，呈被动体位，含胸，捂腹，站立不安。肝胆区轻微叩击就有明显疼痛。右侧肝俞、胆俞穴有明显的压痛，轻轻触碰就会有痉挛样的疼痛。自述疼痛指数10/10。

双腿有红紫斑样的瘀血改变，块块瘀斑，压之即退（充血）。四肢冰凉，"手冷过肘，足冷过膝"，十个脚趾冰凉而通红，像是冻僵了。

考虑到患者现在已经没有胆囊了，胆石症、胆囊炎等胆的病证就基本排除了。西医又刚刚做过全面检查，包括血化验、造影，没发现别的问题。

再看疼痛的性质是阵发性，痛起来就像要命一样，缓解又比较快，在没有任何治疗的前提下就可能自然缓解，比较符合痉挛性的疼痛，或者是平滑肌痉挛，也或许是奥狄氏括约肌痉挛，后者常常发生在胆囊切除手术以后，当然也不能排除结石诱发的可能。结石有时候也会因体位，或其他原因的改变而表现出阵发性，所以医生准备做内窥镜逆行胆胰管造影术，进一步寻找原因。

除了结石，还有什么刺激能造成痉挛？根据中医理论，六淫中的寒是很多种痉挛性疾病的原因，联想到当年冬天的气温明显低于往年，寒冷刺激大概是主要原因。患者有明显的寒冷体征，如双腿的瘀斑，手足发凉，脚趾凉而冷红，比较支持"经络有寒""因寒而痉挛"的判断，诊为寒凝经络，肝气郁结。治疗应该是疏肝解郁，温通经络，缓解痉挛。中医针刺应该比较有优势。

针刺对解除痉挛性疼痛效果不错。它具有双向调节作用：有结石的时候，能帮助胆囊收缩，促进结石的排泄；有痉挛性绞痛的时候，又可以帮助缓解痉挛而止痛。特别是这位患者需要"温通"，她的痉挛是因寒而起。

针刺以膈俞、胰俞、肝俞、胆俞、梁丘、阳陵泉、足三里、太冲为主，特别是在肝俞、胆俞、阳陵泉、足三里等穴位补法运针，加强针感，运气上行至肝胆区，同时用神灯进行热疗。

结束治疗以后，患者从诊床上下来就说：不痛了，疼痛100%缓解。

医嘱：热浴，保暖。

二诊：双腿瘀斑没有了，手足还是凉，但是比两天前有好转，脚趾冷红仍很明显。

前天针刺以后，大部分时间没有疼痛，偶尔有点痛，可以进行一些家务活动。

针刺以后，疼痛又是100%缓解。

患者不痛了，认为不需要针刺了，告知将回到医生那里"治病"去了。

笔记：因寒而凝造成的气滞，是很常见的气机紊乱。针刺要温通，同时解除"寒"这个诱因。

（三）心绞痛

中青年女士，胸腹窒息样憋闷绞痛，手足发麻，气急干咳，气短打嗝，胆功能低下。

两个月前，因为接触到某些过敏原而过敏，引起喉头肿，不能呼吸，有窒息感，半夜憋醒，去看急诊，没查出病来。看家庭医生，给开了抗生素、降压药。看过敏专科，诊为过敏性哮喘，开了抗过敏药。看胃肠专科，查出胆的功能十分低下只有9%，建议摘除胆囊，自述胆区不痛，不想手术。看心脏专科，诊为心绞痛，给过硝酸甘油。后来或许接触到另外一些过敏原，再次过敏，出现全身发抖，胸闷气急，血压升高。再次急诊，各项检查全正常。出院后，每当傍晚，天将黑就前后胸发凉，气堵，憋闷，手足麻凉，自己按摩以后，只要打嗝就会好一些。

疼痛性质：憋闷、窒息、气堵、呼吸气急，伴有全身发抖、手足凉麻。

诊治：目前胸喉憋闷，气急气短，干咳无痰，手足麻凉。

舌（一），脉象虚弱，略数不稳，寸浮。

诊为气逆不降，兼气滞气虚。考虑患者表现出典型的气机紊乱，壅塞胸喉，亢逆不降，治疗应以降气调气为先。

针刺：百会、四神聪、印堂、足三里、三阴交、太冲、陷谷、足临泣。

足三里、陷谷、太冲，全部缓慢捻转进针，再缓慢提插，以患者能够接受为宜。患者得气反映良好，自述酸麻胀重感觉强烈。

神灯：足区。

复诊：告知，上次针刺腿上第一针的时候，从运针开始，自我感觉两个多月以来胸喉间的憋闷之气缓缓下降，好似腿上的针向下拽上面的气，胸喉之间豁然开朗。醒针时慢慢归于平复，自觉"气顺了"，手脚发凉发麻解除了，心肺胃等内脏舒适轻松。回去以后，夜晚能睡觉，进食正常。目前主要问题是咳嗽，有稀痰咳出来。说话多就气喘、气短。

治疗：舒肝理气，温肺补气。

针刺：风池、气喘、肺腧、心腧、肝腧、脾腧、膻中、紫宫、足三里、丰隆、太冲、陷谷、足临泣、三阴交。

针法均以得气舒适为宜，放针以后患者全身舒适，轻松，飘飘然，将近两个月来的那种内在的揪紧松驰下来了。

神灯：上背及脐区。

临床治愈。以后多年患者没有再发作。

笔记：这是一个典型的气机紊乱、亢逆不降病案。发病在冬春交接之际，阴阳昼夜相交之时（傍晚）。气机不协调是内因，接触过敏原是诱发因素，因此治疗上重在降气调气。无论牵涉到什么脏腑，肺、心、胆、胃、肠，不出肝气郁结，气机紊乱，亢逆不降之宗。

从西医来说，有些症状与冠状动脉痉挛（CAS，Coronary Artery Spasm）极其相似。医生怀疑过这个病，也有家族史。CAS 可以被粥样硬化诱发，也可能被心肌、冠状动脉血管平滑肌痉挛等诱发，在毫无征兆的情况下突发。

从症状上看，似乎是多发性的内脏平滑肌痉挛。例如，血管平滑肌痉挛，血压偏高；末梢微循环小血管痉挛，手足发凉发麻，所以中医说"麻为血虚"；气管、支气管平滑肌痉挛而哮喘；胆管平滑肌痉挛，胆功能低下；以及胃痉挛等等。

针刺对广泛的平滑肌、心肌立竿见影的解痉作用，以及神经内分泌免疫系统的调节作用，是本病治愈的关键。

（四）心脏病

老年女士

初诊：夏秋之交。

主诉：左前胸灼热、绞痛、揪紧样的憋闷窒息，呼吸困难，恶心，极度头痛头晕，头面像是着火样发热，一个半月了。

现病史：四十五天前因为搬家时候搬动很重的东西到三楼公寓太劳累，出现胸口灼热，绞痛、揪紧样的憋闷窒息，呼吸困难，汗出恶心。

去看急诊，检查发现肌钙蛋白 1.77，被认为可能患有心肌梗死，心衰，收入住院。

（百度百科参考："肌钙蛋白是心肌损伤坏死的标志物，对急性心肌梗死的诊断和危险分层有重要的临床意义：诊断敏感性 100%，特异性 91%，且持续时间长。"）

作了心脏导管插入术检查，没有凝血块、没有动脉栓塞。给与肌肉松弛剂，2 天以后出院，指示去看心脏病专家。

心脏病专家说，可能是因为血管功能障碍。因为有家族胆固醇高的病史，给开了处方药他汀类的药物，和氨氯地平50Mg/每日，患者怕有副作用，自行改为每次服半片，25Mg/每日。

患者对他汀类药物的反应是极度的肌肉疼痛。对氨氯地平的副作用反应是持续的头痛、头晕、头部和面部着火的感觉。

心脏区域不断抓紧样的窒息感，干扰睡眠，需要升高枕头以减轻压力。

根据建议五天前搬到二楼公寓。搬箱和打包上下楼梯以后再次体验到心绞痛、心胸揪紧憋闷窒息，呼吸困难，恶心。

四天前再次去急诊，检查肌钙蛋白正常，没有心衰，出院回家，给与止痛药，并指示继续服用氨氯地平。

自述血压有时180，有时108。

目前主症：极度头晕、头痛，心绞痛，心前区持续揪紧样憋闷窒息感，呼吸困难，患者反复用 Gripping 这个词来形容她心前区的疼痛、极度不适感。头脑不清楚，模糊。观头面通红，足趾发红，触摸感觉发热，体温不高。

诊治：脉数，寸浮尺沉，舌边尖红。考虑西医已经排除了心衰、心梗等，可以从神经、肌肉功能失调调理。这正符合中医气机失调，心肝火旺，肝胃之气上攻，淤滞于头面上焦。颠顶属肝经，胃经循行于心前区，治宜急降肝胃之气火。

针刺：针前解释，需要运针，可能有感觉酸麻胀重等等，若不喜欢，不愿接受可以告知。患者表示只要能治病，愿意尝试。

先针足三里、太冲、陷谷，均缓慢进针，略行提插捻转，患者说进针的地方有沉紧胀感。再问其心脏的感觉，患者说揪紧样憋闷窒息感大大减轻。原来头脑不清楚，模糊，现在清楚了。原来的头面发热现在比较凉快。

再以轻针法刺百会、四神聪、印堂、内关。

醒针三十分钟。

起针以后，患者自诉，头痛、头晕已经消失，头脑清楚。绞痛消失，心前区揪紧样憋闷窒息感已经舒缓，还留有一些压力感。头面部着火一样感觉没有了。观察头面通红、足趾发红已经缓解，肤色转为正常。

二诊：四天以后。

症状大为改善。头痛头晕都没有了，心脏的那种揪紧窒息感觉一直都没有发作，但是仍然有一些心前区串至腋下的压力、沉重感。睡眠不实，梦多，有噩梦。

针刺：考虑到，患者所指的压力沉重感是在左乳胃经上，所以先刺陷谷，重刺，提插，陷谷是胃经降穴，对胃气亢逆有立竿见影之效。左陷谷进针后，患者立即报告，心前区的压力沉重感大大减轻。再刺另侧陷谷，以及太冲、足三里、丰隆，降肝胃之气，同样手法。至此，患者自述，心前区的压力沉重感消失了。最后轻刺内关、神门、百会、四神聪、印堂。

选择胃经陷谷为主穴不仅是因为患者描述的窒息感在胃经循行路线上，患者多次述说的严重时恶心，也是重要因素，表示胃气循经上亢。

醒针三十分钟。

患者针后告知，其两年前因为心前区疼痛曾经被诊断为章鱼壶心肌病，这是一种与神经系统功能失调有关的心肌病。发作过三次，分别是两年前的 10 月、11 月、12 月。不过当时的感觉与这次有所不同，当时是左心前区疼痛串向右前胸，是疼痛，不是揪紧窒息感。

三诊：一天以后。

患者自述，一个多月来的不适基本痊愈。心脏的感觉现在基本是正常的，没有揪紧窒息感，但是仍然有一点压力的感觉。昨晚睡眠很好，没有噩梦。自行把氨氯地平改为 1/8 片，等于 6.25MG/ 每日，血压自测正常。希望巩固治疗，以免复发。

治疗穴位同上，均用轻针法，只有足三里、陷谷略略提捻。

陷谷进针后，患者报告压力感串向左腋，足临泣刺入，患者立刻报告"左腋压力感没了"。一直自述，神奇！

针后患者自述，心前区的感觉现在轻松，没有不适。

四诊：三天以后。

自述揪紧窒息、灼热、着火等感觉全没有了。针刺均用轻针法，针后，自述好了。

打印出该问题注意事项，请患者注意预防。

"如下事项须注意，以防复发：

自然因素：风寒暑湿燥火；

社会因素：过度喜怒忧思悲恐惊，过度劳累；

这些因素都有可能诱发心肌、冠状动脉血管平滑肌异常收缩，甚至痉挛，需小心注意。目前来看主要诱发因素是劳累，请务必避免携重物上下楼梯。

如果感觉到心前区开始有一些紧缩感，立即放松休息，以免心脏病复发。"

五诊：三天以后。

上次针刺以后完全好了，没有任何感觉，非常高兴，以为可以做任何事情了。有些搬家的事情还没有做完，昨天又去搬一些箱子上下楼梯。心前区又有一些压力感，还不是揪紧，就是一些压力，于是赶紧休息，今天再来针灸。

右陷谷进针一捻，患者马上说：好了。其他穴位均轻刺法。

基于患者对她自己的病症还是缺乏认识和保养，才会造成小复发，再次打印出说明，希望引起患者足够注意：

"反复发作的肌肉痉挛可能引起肌纤维疲劳、缠绕，甚至打结，最终可能变成真正的肌纤维坏死，发展成为真正的心力衰竭等病症。

您的心肌病已经两年了，一定要防止再次发生，不能再提重物，尤其是上下楼梯。这使心肌非常疲劳。

谨记谨记！！！"

六诊：五天以后。

患者自述，目前很好，一直没有搬动重物。但是有时候躺平了会有呼吸困难，心前区压力感，不得不半卧位睡眠。因为目前装修房屋，搬家，寄住于别人家等因素，精神上不能完全放松。

百会、四神聪、足三里、太冲、陷谷、内关。均施轻针法。

患者仰卧位平躺接受治疗三十分钟，没有呼吸困难，没有心前区压力感。

针后自述现在完全正常了，非常放松舒服。

介绍患者服用少量西洋参。

医嘱：平躺呼吸困难是心脏疲劳衰弱的表现，必须引起高度重视。身心都不可以过度劳累，避免复发。

患者后来还会不定期来针刺保养，也注意身心休息，未再复发。

笔记：

1，分析这位患者年龄比较大，自己搬家上下楼梯过于劳累，引起植物神经系统功能紊乱，心肌，冠状动脉平滑肌痉挛，继而心肌缺血，所以肌钙蛋白↑，造成类似心衰、心梗的症状。2年前患者有过心肌病，因此劳累可能是再次引起心肌病的因素。

这些症状与冠状动脉痉挛（CAS），或者心肌痉挛极其相似。患者多次描述心前区的感觉是一种揪抓紧绷窒息感。这对神经性心肌紧张、痉挛，无论 CAS 冠状动脉血管痉挛，或者心肌痉挛，都是最准确的描述。也有某些患者描述为"压榨"感。

2，患者是敏感体质，氨氯地平是钙离子阻断剂，外周动脉血管扩张剂，具有降压的作用，它舒张末梢血管微循环的作用可能引起潮热潮红，所以患者初诊时候有头面部着火一样的感觉。一般植物神经功能紊乱患者手足冰凉，这位患者足趾发热，就是由于大剂量血管扩张剂造成的微循环扩张。所以该患者最初的症状一方面是心脏病，另一方面是药物的副作用。

3，患者的病证特点符合中医气机紊乱，心肝火旺，肝胃之气上冲亢逆。脉象寸浮尺沉，更证明其气上亢，壅于上焦。急以足三里、太冲、陷谷降其肝胃之气，略行传统针法，以增加降气降火之效。分析患者每次发病时间可以看到，夏秋之交，秋冬之交，正是气候逐渐变冷的时候，也符合中医所说"寒则凝"的特点。

4，该患者治疗过程中针刺手法有变化，从重到轻。正所谓：病重手法重，不重不足以力挽狂澜；病轻手法轻，轻则已矣，不必以大力纠小偏。

5，成都中医药大学梁繁荣教授团队于 2019 年 7 月 29 日在国际顶级期刊 JAMA Internal Medicine 发表《针刺辅助治疗稳定型心绞痛随机临床试验》的论文，他们的实验证实以内关、通里治疗慢稳心有效。针灸对于某些类型的心脏病的疗效是值得认真研究的。

（五）血压高

中老年女士，两周来血压高，看过西医，开了降压药，患者不想用，来试试针刺，希望自然方法降压。

病症性质：患者血压一贯正常，两周来升高，所谓来势迅猛。

诊治：患者略肥胖，胆固醇略高，但是血压一贯正常。这次血压高的原因分析有几点：今年春寒，几次倒春寒，使得人的阳气难以上升，患者表现出畏寒，手足冰凉；因比较冷，自述运动大大少于以前。寒冷与少运动造成末梢血管痉挛，血压调节功能失衡，应该是血压上升的主要原因。

针刺中患者很放松。骨骼肌松弛以及中枢神经放松有利于气机调整，末梢血管平滑肌痉挛就能平复。但是不能避免复发，一阵冷风，甚至一杯冰水，都有可能升高血压。故嘱咐病人防寒保暖，多吃一些鼓舞阳气的食物，加上运动以温通经络，避免复发。

针前血压：156/89mmhg。针后血压：119/80mmhg。

为了稳定血压，患者后来偶尔来调理，血压一直比较稳定。患者正值更年期后，进入老年期当中，嘱注意监测血压，并以运动、饮食、放松等调养身体。

笔记：这种突发性血压高，还不是高血压病，常与情绪、天气、生活作息等因素有关，针刺可以使之立降，属于气机紊乱症候群。

（六）胃脘痛

中年男士，胃脘痛十几年，胀气憋闷，有时肝区痛，两胁串痛，有压迫感，还有时候下背痛。去年今年都作过胃镜，肠镜，全都正常。近日CT检查，肝上有个小囊肿，肺上有一个小结节，开始担心自己的健康，所以来中医调养。

疼痛性质：胀痛、憋闷痛、串痛、压迫性疼痛。

诊治：触诊胃壁比较紧张，有压痛，脉象弦，舌（一）。按肝郁气滞，肝胃不和针刺。参见"足三里配穴举隅"。

二诊：上次针刺以后胃胀比较好了，自述针刺以后胃区舒缓，胁肋压迫感没有了，全身气机通畅，放屁比较多，精神也好些。脉象右平稳，左寸浮而略数，关尺沉。舌有白粘而略厚苔。属肝气郁，心火旺。继续以舒肝和胃，降心火之法治疗。

针刺十次，痊愈。

（七）胃痉挛

青年女士，胃痛三个月。有多年胃痛史，收缩样疼痛。看过西医，做过检查，医生说胃壁有破皮（浅表性胃炎？），多年来时痛时止，时好时坏。最近痉挛样疼痛，夜间痛醒，白天也会有痛，吃抗胃酸的药，当时似好一些，但是总的来讲越来越厉害，每个月二十多天都有胃痛，同时伴有头痛、失眠、闭经、口臭。

疼痛性质：时痛时止，收缩样、痉挛样疼痛，伴有头痛、失眠。

诊治：触诊胃壁非常紧张，有明显触痛，腹主动脉亢进。脉弦，舌有齿痕。

属于肝气郁结、肝郁脾虚。宜舒肝安神，解痉止痛。

针刺：百会、四神聪、神庭、头维、印堂、太阳、上中下脘、梁门、天枢、气海、内关、足三里、阳陵泉、太冲、陷谷、足临泣。

针法：头部的穴位浅进针，不运针，太阳穴扎到肌肉层，感觉到肌肉比较紧张；内关，腹部的穴位，施针者得气，患者不一定有强烈针感，略运针；足三里、阳陵泉、太冲、陷谷运针得气，有"胀、沉，重，酸"感觉为止。醒针三十分钟。

神灯：胃区

针刺以后，患者觉得完全正常了，没有疼痛，胃痛、头痛全没有了，人也放松多了。

醒针期间睡着了。起针的时候感觉到紧张的肌肉已经放松。

针后检查，紧张的胃壁变得松软。

中药：舒肝丸，归脾丸。

二诊：自述上次针刺以后，两三天没有任何胃痛，后来又有一点儿，程度比较轻。至今没有头痛，睡眠好。

（八）消化不良

中年男士，胃酸反逆？

八年前吃过某种食物以后，自觉不消化，头痛，恶心，反酸，后背相应的部位有痛感，发热。看了家庭医生，用了某种抗生素。又看过胃肠专科医生，作胃镜检查，被诊为浅表性胃炎。胃液没有化验出幽门螺旋杆菌。吃了一个月的抗酸剂，体重掉了十磅，于是停药。后来吃了非处方药治疗胃酸，胃酸没好，造成便秘。用了某种中药，治好了便秘。后来几个月比较好。

四年前吃过某种食物，消化不良再次发作，胃镜检查，还是浅表性胃炎。三年前，胸腹 CT，结果全部正常。吃过几种医生给的西药，体重又降，于是停药。

接受过针灸治疗，当时有帮助。

目前主要症状：腹胀、打嗝、后背某部位疼痛（胃腧穴）、咽喉发紧，每每咳嗽以清喉利咽、睡眠不稳。

检查：脉象弦长，不数，60 次／每分。肠胃鼓音正常。

印象：患者消瘦，敏感体质，对各种食物适应性比较差，容易引起消化不良。中医应属肝郁脾虚。观患者情绪略有焦躁，脉弦，建议患者学习气功，修炼"身动心静"。

针刺：鱼际、合谷、足三里、地机、丰隆、太冲、陷谷、阴陵泉、鸠尾、中脘、气海、天枢、大横、百会、四神聪、印堂。

前七个穴位，均提插捻转，取酸胀感，其他轻针法。

二诊：两天以后。

自觉好转，咳嗽少了，打嗝没有了，睡眠好一些，后背中间胃区仍有感觉。

三诊：五天以后。

腹胀打嗝咳嗽都没有了，目前主要问题是食后咽喉部不清利，需要清喉。不知是酸还是食。

四诊：五天以后。

脉象，仍然略有弦长，但是没有紧绷之象，比较和缓。现在主要是咽喉部不利，总想咳一下。以梅核气论治。

患者已经开始学习某种气功，现在情绪比较安静，这对舒肝解郁健脾很有帮助。

鸠尾、足三里、丰隆、太冲、陷谷，除鸠尾以外略运针。

患者自述，放针以后，咽喉部比较舒适，不太想咳。

笔记：听患者述说八年前、四年前的病史，以及西医检查结果，除了浅表性胃炎并没有发现严重的胃肠疾病，只得出结论：患者是一位对食物比较敏感的体质，容易因为不当饮食造成消化不良。因此以胃肠功能紊乱治之。逐渐好转以后，最后一次只有咽喉不利，则以痰气互结于咽的梅核气论治。

（九）焦虑发作

中年男士，颈背胸痛。发作时胸痛、汗出、发抖，膻中穴处沉紧、憋闷。每天发作一到三次，目前不是最厉害的时候，但是以上症状都有。十多个月来因胸痛去过急诊两次，做过许多检查，排除了心脏病等，最后被诊为焦虑发作。血压偏高，用降压药。背痛看过医生，被诊为退化性脊椎。工作紧张。非常怕热的体质。

疼痛性质：颈胸上背沉紧、憋闷、汗出、发抖，时轻时重，时发时止，来去迅速，不留痕迹。

诊治：面红，体热；脉象弦滑数，三部皆有力；舌略红，前半部少苔，后半部苔略厚而黄干，中心有裂。诊为阳热上冲，气血亢逆。急宜降气泄热平肝。

针刺：四神聪、神庭、印堂、太阳、膻中、足三里、丰隆、复溜、百会、风池、心俞、督俞、膈俞、肝俞。

针法：第一针选足三里，因为患者第一次针刺，比较多地解释了可能的针感，使其有思想准备。快速进针以后，慢慢逆时针捻转推进，患者眼睛一直盯着屋顶的角落，反应不大，偶尔看我一眼，看到我一直盯着他，知道我全神贯注地照顾着他，大概有安全感，放心体会着针感。当轻轻提针的时候，患者说，嗯，酸、沉、胀。丰隆也施用同样手法。印堂略求胀感，其它穴位不求强烈针感。针内关时，因为碰到了正中神经，患者有触电感串向手指，略有紧张，为避免引发焦虑，起了针，马上就放松了。

醒针三十分钟，起针时，再略略施以手法，增加一点针感。

针后患者自述，腿上放针的时候，自觉头部发凉，一股凉气沿身体上肢和躯干下降，似被腿上的针拽着，把项背的沉紧憋闷烦热不适感都带下去了，胸痛胸闷松解了，原来的心中慌乱不安也化解了，代之以安逸轻松。

针后脉象略弦，不数，面色不那么红了。自我感觉良好，一直说"好神奇"。

笔记：

1，本想用太冲、陷谷，平肝，降厥阴肝与阳明胃的气血，后来没用。因为患者第一次针刺，有点紧张，而太冲、陷谷有时候会比较敏感，不想造成太强的针感；而且患者是焦虑发作，本就容易紧张；足三里、丰隆比较不会太敏感，只要慢慢寻到一定针感，患者一般不会不能接受。

2，焦虑发作，每个人表现不大一样。它来去迅速，不留痕迹，厉害的不得不去急诊，轻浅的也可以不药而愈。多种社会、自然因素都可能引发焦虑症。此患者表现为肝阳上亢，气血逆冲。俗话说，点火就着，所以必须十分小心，适可而止，不要因为针刺引发焦虑。

以上因人因病而异的考虑，是针刺技术临床应用中的人文特点。

（十）误药致使中气下陷

青年男士，浑身无力，头晕，发烧，胃肠不适，拉肚子。

一周前饮食不当，造成胃肠不适，并有发烧。看了医生，说没事儿。自己用了退烧药，和自备的抗生素阿莫西林，非此地医生处方药。两天后仍然低烧，加用了自备的另一种抗生素。然后就开始拉肚子，又自用了某种止泻药。

现在大便正常了，仍然低热，全身乏力，酸软，头晕，没有食欲，食后胃胀。

诊治：面色萎黄，胃肠鼓音↑，舌质略红，舌乳头粗大，苔淡黄而厚；脉象弦，略沉，不数，右寸关虚弱。

辨为中焦食湿阻塞未解，苦寒又致中气下陷。患者自述本为气血虚弱的体质，经常盗汗自汗。这次因为饮食不当，导致脾胃失和，湿食中阻。又自己骤用大量苦寒（抗生素类的药物中医性味多为苦寒），致使中气受伤。目前舌象表现为食湿未解，中焦壅滞，脉象有气虚气滞，中气下陷之象，所以表现为头晕无力，食后腹胀。无论湿还是食都要靠胃肠运化，胃肠无力运化应该是目前主要问题，所以当务之急是补脾和胃，升举中气，才有自愈的能力。

针刺：上中下脘、梁门、气海、百会、四神聪、神庭、印堂、足三里、阴陵泉、地机、上下巨虚、太冲、陷谷。

针法：百会穴轻轻运针，产生热感。足三里顺时针捻转进针，取温热酸胀感。地机穴一直没有得到针感，直到起针仍然松松的，知脾气仍弱。但是足三里的针感，令人对其恢复有信心。

神灯：中脘。

治疗后自述，身上有些力气，正常了，最主要的是头晕没有了，胃肠胀气基本没有了，想吃东西。面色萎黄略有好转，检查时，胃肠鼓音基本正常。粗大的舌乳头居然小了一些，舌苔不那么厚了，舌色不红，脉象仍沉弱。

二诊：自述大有好转，不过有时候饭后仍有一些头晕。面色略有光泽，但是仍然略有灰晦。舌前半部苔薄白正常，舌根部仍略有偏厚淡黄苔，但是并不致密。脉象三部具沉弱。胃鼓音（一），少腹肠鸣音仍弱。中焦问题有下移之势，但是邪气已有化解，即使中气无力，而舌前中部薄白苔已现正气来复。只宜力举中焦，静待正气。

针刺足三里、地机均有酸胀沉重感，针后脉象寸关略有力些，双尺仍然沉弱。

补中益气丸。

笔记：这是一个气陷的例子，饮食不当致使湿食停滞，误药苦寒伤及脾胃，造成食湿未解，中气下陷，进一步误药止泻，致使邪气留阻中焦。百会、足三里、地机在升举中气，调和脾胃中起到了关键作用。

（十一）持续性膈肌痉挛

老年男士，十几天来持续不断地打嗝，嗝声高亢。影响睡眠休息。昨天看过急诊，胸腹 X-ray 全部正常，被诊为：顽固性呃逆。

其它症状：眼睛干涩，视力下降。去年摘除了胆囊。

诊治：患者不停顿地打嗝，表情十分痛苦。腹主动脉亢进，脐周主动脉下似有气结，触之有压痛。舌质深红，苔黄很厚，脉滑数。

舌苔脉象看，湿热蕴结，肝气郁滞，肝火上炎，胃气亢逆，急宜清降肝胃，清利湿热。

针刺：足三里、阴陵泉、陷谷、太冲、百会、四神聪、神庭、印堂、中脘、下脘、天枢、内关、三阴交、心俞、膈俞、肝俞、丰隆。

手法：阴陵泉、太冲、陷谷，反复提插捻转，有沉紧酸重之感，陷谷穴进针反复提插捻转运针以后，患者感觉原来时时向上冲的一股气不冲了。其他穴位略捻得气，不做重手法。最后刺丰隆，患者感到很沉重，腿上的沉重反倒使得腹部轻松，嗝声减少。

耳穴留针：心俞、膈俞、肝俞。

食疗建议：西瓜、萝卜等以助清热利湿降气。

二诊：膈肌痉挛大有好转，自觉气不那么急了。偶尔还有，每发作一次，就连打几个嗝（嗳气），气出来了就舒服了。

检查：舌略红，苔略黄，略厚，能看到舌质上面的裂纹，脉仍滑数，但是力度大减。腹主动脉亢进有好转，脐周气结没有了。今天从进门就没有听到患者打嗝。但是多次听到他嗳气，自己也说嗳气以后很舒服，气机通顺之象征。

二次治愈。多年随访，没有再发作。

笔记：嗳气是一个很奇妙的现象，不少气机紊乱的病症只要有嗳气，症状就有缓解。不仅仅是胃肠功能紊乱，还见过其他病症嗳气则缓的现象。例如，一位被诊为室上性心动过速的患者，经常发作心动过速，无论针灸或者是指压，例如内关、心腧等，只要得到嗳气，心率马上下来；一位腰痛的患者，针刺得气以后就嗳气不止，然后腰痛好了；一位突发肩颈痛的患者，检查的时候按压落枕穴，患者开始嗳气打嗝，还没针灸，肩颈痛居然好了等等。这些引发嗳气而缓解病症者，其病症的特点都是胀痛、闷痛、串痛、时发时止、来去不留痕迹。从中医分析，嗳气使得"滞气"有了出路，所以病缓。

（十二）胃痛头痛

老年女士，十天前开始胃酸胃痛，以前也有过，时好时坏，痛得不太厉害。这次痛到汗出、难以忍受，急诊两次，住院两天。做过胃镜，被诊断为胃酸引起的食道炎、胃肠炎。出院以后胃痛仍在，西药不效，试试中医。

疼痛性质：时发时止，时轻时重，轻的时候没什么症状，重的时候痛到出汗难以忍受。

诊治：忧郁面容，满脸愁苦，另有头痛，天天有。脉弦，舌苔略黄。无论胃痛头痛，皆主肝郁气滞，脉弦就是明证。舒肝理气、安神和胃。

针刺：百会、印堂、中脘、梁门、合谷、足三里、三阴交、太冲、陷谷、内庭、行间。

神灯中脘。

手法：腿足之穴，均慢进针，略提插，观察病人的反应，以略有酸沉胀，患者能够接受为度。

患者针后自述，针前痛 8/10；针后痛 3/10；三十分钟醒针后痛 0/10。

自述一次针刺比住院两天都效果好。

复诊，月余以后，头痛、胃痛再次发作 8/10。治疗以后 0/10。

再复诊：几个月以后，头痛发作，没有胃痛。针刺后，头痛没有了。患者认为，以后再有头痛、胃痛急性发作，不必看急诊，看针灸就行。

患者每半年左右发作一次胃痛，或者头痛，或兼而有之，每次针刺都 100% 好转。

笔记：此乃典型的"气机紊乱"，用这套针法即效，但是无法避免复发，若经常施治，再解决忧郁，慢慢有可能"治愈"。

（十三）风痰眩晕

中老年女士，眩晕。

四十天前开始眩晕，时好时坏，后来越来越频繁。四周前起没停止过眩晕，住院五天。做了各种检查，包括脑部 CT 等等，没找到任何问题。耳鼻喉科医生说，右耳后有积水、炎症；另一位耳鼻喉科医生说，左耳有病毒。三周前开始用大剂量的类固醇，目前还剩两天就结束了。一周以后有耳鼻喉科医生预约，医生说将会告诉患者耳朵到底什么问题。曾经按照耳石证的方法作过调整，没有效果。

患者一贯脾气虚弱，最早就是脾虚泄泻来看针刺。自述这次的眩晕或许与紧张有关。

诊治：舌色略淡，有白苔水滑；脉象弦滑缓。从舌脉来看，湿痰裹挟肝风上扰致使眩晕，本质仍然脾虚、气血虚弱。正所谓：无虚不作眩，无风不作眩，无痰不作眩，急宜降气息风化痰止眩。

针刺：先针足三里、丰隆、太冲、陷谷、足临泣，小心运针，每针都产生酸、沉、胀等针感。至此，患者转转头说，以前头一转就晕的感觉没有了。

再针百会、印堂、下关、听会、健耳、风池，轻针略胀。

神灯双足区，醒针三十分钟。

针后嘱其慢慢起床，移动体位有时候会再次引起眩晕。自述与以前的感觉不一样了，头部有轻松感，应该是典型的"气降"。

中药：半夏白术天麻丸。

后来断断续续又针过几次，眩晕好转，脉象从弦滑变成虚弱，肝风渐止、水湿痰盛已除，脾气虚弱的本质显现。再以健脾善后。

笔记：

1，初诊的时候发病已经四十天，西医的检查排除了头面部所有的疾病，包括肿瘤，又作过耳石症的调整，这样中医就可以放心治疗，不会贻误病情。

2，患者述说了一个相关的生命现象，她一贯弱嗅，但是自从眩晕发生以后，嗅觉非常敏感，可以嗅到以前嗅不到的味道。眩晕被治好以后，嗅觉又恢复到以前弱嗅的正常状态。

联想起四十多年前的一个案例，一位中年患者，自幼高度近视眼，戴六百多度的眼镜，厚厚的镜片。他学习气功，还达到了一定的水平，可以引气在小周天、大周天运行。中药性味可以用手心感知。当时不同中成药都是三钱重、棕黑色的大蜜丸，外观是一个样子。拿一种药丸放在他的手心，他能根据手心感知的气味说出是哪一种中药，例如六味地黄、柏子养心、归脾丸……我把当时手边能找到的十几种中药大蜜丸，给他一一试过，竟然无一猜错。他也讲述了一件与今天的患者类似的经历。

有一次他头痛、牙痛，肿胀疼痛难忍，就在那个时候，高度近视眼居然好了，看东西不用戴眼镜。但是剧烈的疼痛难以忍受，他就自己做气功，自述从牙的部位引出许多的"气"，慢慢治好了自己的头疼、牙痛。痊愈以后，高度近视眼又回来了，六百度的镜片必须戴上。

这种现象用西医知识难以解释，但是两位患者的经历却是真的。按照中医"气"理论可以认为：嗅觉系统先天"气少"者，当痰气互结于上的时候，嗅觉系统得到了比平时多的"气"，所以敏感了，有嗅觉了。经过治疗，多余的气降下去了，嗅觉又恢复了少气的正常状态。天生视觉系统"气少"者，头痛、牙痛的时候，头部聚集了比较多的"气"，视觉系统得到了比平时多的"气"，暂时性的视力恢复正常。经过治疗把多余的"气"降下去，视觉又恢复了少气的"正常"状态。

这两个病例验证了"气"的存在，针刺或者自发运气可以把逆上的气降下去，恢复人体本来的内在秩序。

（十四）药源性荨麻疹

老年女士，荨麻疹十一天。起源于十一天前去补牙，牙科医生用了麻药，后来患者舌肿，身上出现荨麻疹，前胸、后背、四肢全有，瘙痒难忍，焦躁不安。看过急诊，留院六小时，给了某种抗生素和苯海拉明。现在每天晚上八点就开始痒，出荨麻疹，必须吃苯海拉明，才能睡觉。

症状性质：药源性的突发荨麻疹，时发时止，发有定时，止不留痕，奇痒难忍。

诊治：前胸后背以及四肢有散在疹点及抓痕。患者自述目前还不太厉害，晚上八点才会全身都有。舌脉无特殊。

治疗：上背拔罐八枚。

针刺：风池、委中（针上加罐）、血海、曲池、合谷、足三里、阴陵泉、地机、三阴交、太冲、天枢、大横、百会、四神聪。

血海、阴陵泉、委中、地机、太冲运针得气，求沉，重，胀感。其他穴位轻针法，醒针三十分钟。

第二天患者报告，感觉非常好，针刺以后荨麻疹没有发作，身上不痒了，昨晚没有吃苯海拉明，这是十一天来第一个晚上不用吃药。感到非常轻松，没有焦虑，总的感觉非常好。

三天后复诊：昨天晚上有几个小红点点，不用吃苯海拉明，外用了类固醇软膏，今天早上没有了，希望再针灸一次，巩固疗效。

笔记：荨麻疹不外风热、湿毒、血虚等原因。这位患者表现出典型的发作突然，来去迅速，不留痕迹之风盛的证候。当时是夏季，晚八点正是昼夜阴阳相交之时，当是气机紊乱所造成。所以祛风疏肝，理气养血，清利湿热而效。

（十五）肋软骨炎

青年女士

胸痛三个月，被诊断为肋软骨炎。

两个月以前刚刚做过乳腺的 X-ray（一）。

症状：胸痛，疼痛性质是胀痛、走窜、移动，有时候在左侧，有时候在右侧，有时候在中间，位置游走不定。三个月来胸痛持续性加重，但是性质一直是胀痛。今天主要在左乳下，第六、

七、八肋，明显的轻轻触碰就疼痛，左乳外上限区域也有疼痛。

脉弦。舌（一）。

分析：两胁串痛，性质是胀痛，走窜、串痛，无论西医什么诊断，基本上中医都认为是肝气郁结。

针刺：按照肝郁气滞远端取穴以舒肝理气：合谷、太冲、足三里、丰隆、阳陵泉、足临泣、陷谷、百会、四神聪。百会、四神聪不运针，其他穴位运针提插捻转，患者每一次、每一针都十分酸胀。

基本以此针灸方为主，偶尔加日月、期门，局部相应肋骨平刺。

每周一次，连治十次。

中药舒肝丸。

效果：

第二次患者自述，左胸痛散开了，左乳下的痛有减轻，现在双侧肋骨都有按压痛，自述全部肋软骨都发炎了。性质仍然是胀痛。

每次放针以后胸痛都立即缓解，又经常串向腋下（胆经）。胆经腧穴阳陵泉、足临泣一运针，立刻腋下的串痛减轻，甚至消失。

治疗过程中，偶尔遇到刮大风的天气，患者的胁肋疼痛会有反复，加重。

十次针刺中，患者胸痛波浪式进步好转，直到最后完全痊愈。

患者报告，以前觉得乳房变大了，现在回到正常。针刺以前双手指有肿胀，酸胀而痛，屈曲困难，难以握拳，现在好了。

原来右胁肋后背部位有牵拉痛（仍然是胁肋部位），右臂向左旋转的时候就牵扯样痛，现在好了。以前夜尿频多，现在也好了。总之十周内整体健康的很多方面都有持续好转。

笔记：肋软骨炎按照中医肝郁气滞治疗，这是有道理的，主要根据就是疼痛位置在胁肋，疼痛性质是胀痛、串痛，乳腺X-ray 检查正常。

肋软骨炎的轻症，几天、几周就可能自愈。此患者三个月未见好转，而且牵涉到广泛的肋软骨，并伴有全身性的肝气郁结、气机紊乱征象，所以需要以针刺调理气机，激发、推动、助长自愈，最后的痊愈还是自愈的。

二、气机紊乱症候群的共同特点

1，疼痛的性质为胀痛、酸痛、闷痛、钝痛、串痛，厉害的时候有如绞痛。

其中胀痛、串痛、麻痛最常见。所谓"胀为气滞、刺为血瘀、麻为血虚"。

2，病症或轻或重，轻者只有一般的闷胀不适，重者可危及生命。

3，病症位置或淤滞一处，久不消散；或病位游移，走窜不定，"上窜下跳"，无一定宗，各个脏腑均可涉及。

4，来去迅速，不留痕迹，短的几分钟，长的数天；可以被针刺瞬间化解，得到 80-100% 的好转，也容易反复发作；也有少数不治自愈的。

5，一般发作有诱因，与情绪，特别是紧张、忧郁、焦虑，饮酒、饮食，某些过敏原，作息紊乱，寒冷，以及季节气候变化等有关，也有不少是医源性、药源性的。

6，大部分被西医反复检查，MRI、CT、超声波、血化验等基本全部正常，没有发现肿瘤、结石等等阳性结果。有的时候可能会被诊为非典型心绞痛、胆绞痛、肾绞痛、胃酸胃炎、胆功能异常等，虽有"证据"，但是治疗均不理想。有些病症与植物神经功能紊乱相似，这或许可以解释《美国针灸热传奇》中提到的所谓"三无"病人中的一部分。根据 Dr. Weil Andrew 在《自愈力》中所说，植物神经功能紊乱在美国是一个不被西医承认的疾病。

附：A，《美国针灸热传奇》，作者李永明，Page 293：

"……不少针灸效果很好的病例恰恰就属于'三个没有'的病人。几乎每个有经验的针灸师都会讲出一些治疗成功的典型病例，这些病人有的看过许多医生，最后也搞不清楚得了什么病；有的病人虽然有了明确诊断，但目前尚没有可以治疗的方法，还有的病人，诊断清楚，治疗方法也对，但疗效不满意，或疗法的副作用不能令人接受。这些'三个没有'的病人去找针灸医生看病的几率很高，成功病例的确很多。"

简单来说"三无"就是：没有明确诊断，没有治疗方法，没有满意疗效。

附：B，《自愈力》《Spontaneous Healing》，作者 Dr. Andrew Weil, M.D，91-92 页：

"在日本，超过二十种疾病被认为是身心疾病，我很高兴地看到，'植物神经系统失衡'也在其中，我经常碰到这种病并作出诊断，但是在美国，它却不被正式承认"。

西医比较重视医学检查中能见到的影像学，以及各种化验中的数字改变。白纸黑字摆在那里，谁也否定不了，也叫精准证据。而这类气机紊乱往往是功能性的，基本上没有能记录的证据，有些局部证据也不能解释全部症状，主要以病人的主诉为主，比较难于把握。

临床观察到的这六个共同特点，恰恰符合中医风证（风为百病之源）、气机紊乱的典型表现。

7，寻病症的位置大部分都能找到内脏平滑肌的影子以及背后支配神经——植物神经迷走神经，也经常可以推测出神经内分泌免疫功能不调的可能。

神经内分泌免疫功能最初的紊乱，是很多亚健康状态的主要原因，不少真正疾病的原始起点、前期征兆，许多复杂疾病的伴随症状，是化学药物与手术刀的"盲区"。在危重病、大病已经被西医很好照顾的时代，针灸中药对这类"没名目"、"没治法"，或者西医西药疗效不好，副作用较大的病证，是大有作为的。它改善躯体与精神的状态，提高生活质量，健康水平；最重要的是激发与增强人体自愈力，预防某些疾病的"真正"发生；痊愈那些西医疗效不理想的疾病；甚至"替代"西医西药，带给病人较少副作用，更为经济、便廉的帮助。

从以上典型病案和共同特点可以反推，针刺调理气机紊乱的本质就是激发调整神经系统、内分泌系统、免疫系统，启动、激发、调整自愈力。

三、临床影响针刺疗效的因素

　　"科研质疑针灸的价值"，"针灸对膝关节痛无效"，"针灸只是高级安慰剂"……科学研究对针灸的否定接踵而来，令几千年的针灸理论与技术遇到现代科学的强有力挑战。

　　临床针灸师们面对的却是针灸治愈的普通病症与疑难杂症屡见不鲜，效案奇案天天发生，针灸师们的生意节节升高；同时民众对针灸的评价也远远高于科研的评价，寻求针灸的热度仍在不断持续升温。精准医学不能精准地说明临床的真实和全面效果，重视及研究影响针刺效果的全部因素，仍然是临床工作者孜孜以求的。

　　李永明老师曾提出"气球理论"解释针刺的复合效应，尖锐地指出了目前针灸科研试验的明显局限性。[1]

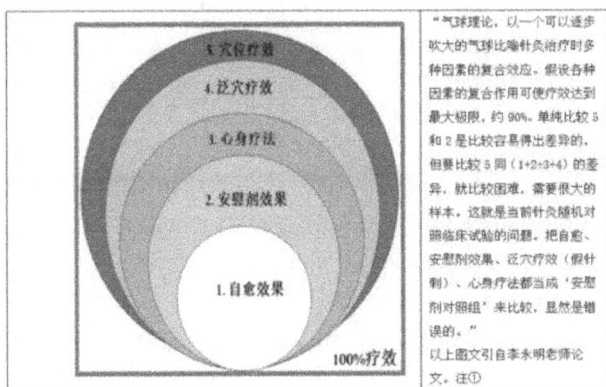

　　在《巩昌镇老师与李永明老师的对话》第八部分《集腋成裘，

---

1 《世界中医药网》08/08/2016，李永明，《针灸遭遇科学评估的质疑及对策》。

聚沙成塔》中，李老师谈到针灸在美国的现状与发展，把针刺的五个疗效归纳为"针灸复合疗法中的五个层次"，直至最后达到自愈。[1]

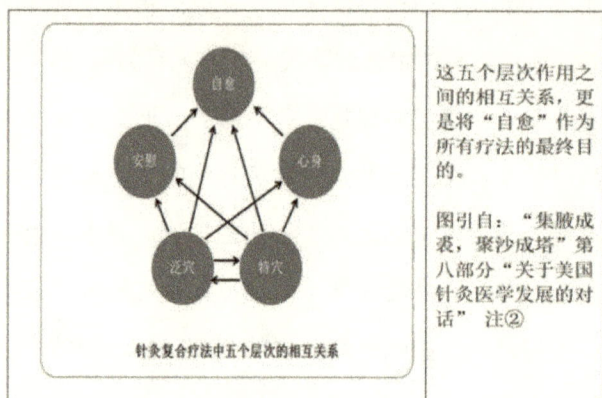

这五个层次作用之间的相互关系，更是将"自愈"作为所有疗法的最终目的。

图引自："集腋成裘，聚沙成塔"第八部分"关于美国针灸医学发展的对话" 注②

针灸复合疗法中五个层次的相互关系

要想评估针刺的疗效，首先要看影响针刺效果的因素都有哪些，再看科研结果究竟证明了哪一个或几个因素对针刺效果的影响，从而对针刺的效果做出客观的评价。这里仅从临床的角度，谈谈影响针刺疗效的因素——"硬因素"与"软因素"。

硬因素：许多可能被试验证实其效果的因素，主要是生物学因素；

软因素：包括许多难以被试验设计和证实其效果的因素，例如心身疗法、医患互动等。而任何一个针刺，其硬效果与软效果必然是并存的，有时很难准确、完全地区别开来。这正是实验医学的软肋。

---

1 《华兴报》2017 年 12 月 21 日，《集腋成裘，聚沙成塔》第八部分《关于美国针灸医学发展的对话"》，李永明、巩昌镇。

西医任何一种疗法，除了药物与手术刀的硬效果以外，也都有软效果，例如临床医生的语言安慰，手术前的说明谈话。不过总体来讲，针刺软效果比西医的软效果所占比例大很多。

（一）影响针刺效果的硬因素

1，针刺位置

这是古往今来人们最重视的影响针刺效果的因素，也是随机对照试验最容易设计的。传统针灸用人体同身寸定位经络穴位，宋代为此设计出考试用的针灸铜人；现代的腧穴学，以及很多中西结合针刺用解剖结构、敏感点、反映点等等定位输穴，主要讲的都是位置，也就是俗话说的"在哪里扎针"。刚毕业的学生如果没治好病，首先想到的就是没扎对地方；某病针刺治好了，首先问："用了什么穴"？为此层出不穷的新穴被发现。因此无论古今，针刺的位置往往是科学家们想到的影响针刺效果的第一因素。

穴位不是"点"，经络不是"线"，皮部不是"面"。针灸学中的穴位、经络、皮部与数学上的点、线、面概念不同，它们不仅有长度、宽度、面积，还都有厚度，有体积，都是立体的。

临床选穴位置经常因人而异，很难以数理化的思维，抽象地一概而论。一个典型的问题是：针刺入皮肤、脂肪、肌肉，到哪一个点就扎到那个"穴"了呢？如果直刺达到那个穴点，那么斜刺的时候是否应该画个三角形，从旁边进针以达到那个点？现代数理化挑战传统腧穴学。

笼统来讲，针刺的选穴原则基本就是：辨病取穴，例如气喘穴；辨证取穴，例如治痿独取阳明；辨症取穴，例如肚腹三里留，腰背委中求，头项列缺寻，面口合谷收，头痛太阳、上肢痛手三里、下肢痛足三里、腰痛大肠腧；解剖取穴，例如现代激痛点、反应点、干针、铍针；循经取穴，颠顶痛取足厥阴肝经腧穴太冲，前额头痛取足阳明胃经腧穴陷谷，偏头痛取足少阳胆经腧穴足临泣；经验取穴，例如甜美穴戒烟，条口穴治肩痛；局部取穴，远端取穴等等。每一位医生都有自己的学识经验，也因此发明出层出不穷的针刺经验穴。有人曾经对某权威讲座者发问：治疗头痛的方法是不是可能有上百种，且都可能有效？答案是 Yes。

从临床看，同一种病症，不同的医生用不同的穴位；同一位医生，同样的病证，不一样的病人，选用不同的穴位；同一位医生，治疗同一个病人，每次选用不同穴位；而结果均有效，这一切如何解释？是人体对特异性刺激与非特异性刺激所产生的多级多路调节？

虽然最佳选穴位置，历来是传统针灸学，以及针刺效果现代证实的最主要内容，但是它经验性的灵活，以及所带来的复杂人体自愈效应，极大挑战了传统针灸的现代证实。

2，针具技术

针具、手法等也都是针刺效果的硬件，特别是通过人来实施的手法。JAMA 发文声称针刺对膝关节疼痛无效的时候，针灸师们的反击文章中，许多讲的就是实施针刺的医生是否合格，意思就是针刺手法技术是否正确。其实合格的针灸师们岂有统一的技术手法？软针灸、硬针灸，得气留针、得气不留针、补泻手法、烧山火，透天凉，跳针、铍针、干针……大部分针灸师是软硬兼施，因人因症、也因针灸师本人学习受教育等诸多因素而施不同技术手法。这些如何在 RCT 中设计？以谁的技术、哪种技术为准？

3，所选病种

中医非常强调异病同治与同病异治。作膝关节痛试验，膝关节痛本身有许多不同原因，中医讲有寒、热、湿、燥、瘀、虚等；西医讲有退化性膝关节病、急慢性炎症、偶发性疼痛、二三十年的老病、半月板问题、周围韧带扭伤……试验都取同样的穴位？同样的手法？现在的研究往往局限于某一种"症"的针灸治疗，例如，腰痛、颈痛、恶心、偏头痛，这不是自己把自己拖向头痛医头，足痛医足的西方思维吗？这些试验符合中医针灸本身的规律吗？试验的目的似乎仅仅是想把针灸变成西医系统里面的一个治疗工具，无异于削足适履。如何在所选病种上面增加中医元素？

上述进针位置、针具、技术手法、所选病种，无论如何在双盲试验中还是有可能被设计的。

（二）影响针刺效果的软因素

针刺包括社会自然因素以及心身医学，单纯硬因素远不能解释针刺的全部效果；硬因素与软因素巧妙的结合，才显出其真功夫。所谓针刺艺术，不是白说的。

1，针刺强度因人因病而异

针刺的强度必须因人因病而异，以病人感到舒适，能够接受为原则。过强的刺激反倒会引起气机紊乱，过轻则达不到激发自愈的目的。除了针前的详细解释，操作时的观察很重要。慢慢进针，观察病人的反应，病人的表情往往比语言更早地反映出针刺的效果。无论是疼痛解除，还是气机被调理，最佳针感是病人舒适，即使酸麻胀重也说舒服，good sore。特别是急性气机紊乱，骨骼肌、内脏平滑肌痉挛的时候，马上就气顺了。如果有人对任何针感都不能接受，一概说痛，精神上难以放松，那也只好用软针法慢慢来，不能急于求成。所以针刺过程中，医患互动非常重要，针灸师是主动的一方。一位女士，每次提插捻转反复运针，她都说舒服，"sore，very good sore"。如果不运针或轻运针，她都说："I have not got it。"同样是女士，另一位可大不一样，对针非常敏感，稍稍进针深一点，或者捻针快一点儿，都要哆嗦。一位男士，平时很怕针，只能用轻针法，但是有一次他患手麻，我准备用传统手法，向他解释，他答应试试，用较长较粗的针，内外关较强的刺激，他接受了，手麻好了，以后再也没有发作过。他向别人宣传，针刺是一种有感觉、有效果、没副作用、能治病的理疗。

这种因人因病而异的针刺强度，如何在双盲的科研中体现？

2，针刺中患者精神与躯体放松状态（mental and physical relaxation），对于针刺能否取效是极其重要的

只有在精神与躯体全都放松的情况下，经络才有可能疏通，气机才可能被调整，自愈力才有可能被激发。医生有意识地、因人而异地，创造易于患者精神与躯体放松的各种条件。例如有的病人不要音乐，甚至暗光灯也不要，全凭病人意愿，只要他/她能放松。每次放针后，离开病人前的三个词都是"mentally relax, physically relax, breathe deeply"。这与气功调身、调息，最后调心的原则是一样的。换句话说，在身心均松弛（入静）的情况下，大脑皮层处于内抑制状态，有利于通过自我，例如气功，或者外界治疗，例如针刺，调整神经、免疫、内分泌系统，达到自愈。

3，患者自我护理十分重要

针灸师对病人的教育对于减少复发，痊愈疾病是至关重要的。任何疾病的产生除了遗传因素，就是社会因素（喜怒忧思悲恐惊）、自然因素（风寒暑湿燥火疫疬），饮食劳逸（健康饮食与作息，适量运动）等造成的。作为自然医学工作者，不

仅仅是控制那些医学指标，令其恢复正常，而是找出病因，痊愈疾病，让病人回归健康。病人明白这一点非常重要。某位博士在讲到中医治疗过敏的时候特别提到，西医的做法是，病人对什么过敏，就检查出来，然后让病人别吃别碰；中医则是发现过敏原因，调理体质，使得病人今后再吃再碰也不过敏。这非常典型地说明了中西医治病理念的不同。

上面病案中第二例，患者看病那一年，此地异常寒冷。冬季里穿拖鞋短裤，腿都冻瘀，脚趾冻红，也不觉冷。西医已经把胆囊摘了，患者还是有与手术前一样的胆区疼痛。痛的时候敷上冰袋。向病人建议保暖、洗热水浴就很重要。每次针刺都能 100% 缓解疼痛。很明显，异常的寒冷循经而入，导致平滑肌痉挛，祛除寒冷，解除诱因，对这类病症的彻底痊愈十分重要。如果不注意自我护理，那么即使针刺治好了，也很容易复发。

第四例那位血压偏高的患者，比较有自然医学、东方医学的头脑，笔者分析其血压高的原因：季节气候、生活方式、更年期内分泌的变化、略肥胖的身体等，她能接受这些分析，也相信，很配合，所以几年来偶尔血压高的时候调整一下。作为医生笔者一再提醒，注意监测，必要的时候可能需要西药调整。迄今为止十多年了，患者平均血压尚可，还没有开始用任何化学药物降压。

精神沮丧，不良的人际关系，忧郁的情志，是许多慢性疾病的诱因，心理素质在很多疾病中起关键作用，这些诱因的解除只能靠病人自己。遗憾的是人们对"医学"过分依赖，而且一般对医生的解读是调整指数，解除症状，而非彻底治愈疾病，所以患者往往不重视自身不健康因素的排除。"恬淡虚无，真气从之，精神内守，病安从来"，用来说明这类病症再合适不过了。因此，医生对病人的教育，病人的相应自我护理，对于痊愈疾病、减少复发十分重要。

4，季节气候变化本身就影响人的健康，疗效会受影响

中医有言："至而不至，不至而致，至而太过，非其时而有其气"，大道至简，至理名言。人的所有生理病理都是随着季节气候变化而变化的。例如，一位中老年男士11月初来看病，说血压 Border Line（稍稍）偏高，希望针刺调整。并且自述，同年4月底曾经有过一次血压偏高，看过针灸，两次就治好了，直到现在。怎么向患者解释呢？殊不知，四月底是春夏之交，人体血管从冬季的比较收紧变得慢慢松弛，血压容易下降，所以春夏之交的高血压比较好治；而现在是秋冬之交，血管从松弛到略略收紧，血压容易升高，秋冬之交的高血压不好治。

本来已经控制得比较好的病证，突遇降温、刮风、降雨、潮湿等反常气候，病情反复，疼痛复来，失眠加重等，经常使得病人感觉针刺无效而失去信心。双盲试验能把这些因素考虑进去吗？

某西医科学家试验针刺降压，结果是十次针刺，平均血压下降 10mmhg。以中医的思维，要考虑这是什么季节进行的？病人是什么样的高血压？老三高的病人与一时性的偶发高血压都一样参加这个实验吗？这个实验经得起重复吗？

5，患者对针刺的敏感程度影响疗效

或许有针刺敏感人，正如经络研究中所说的经络敏感人一样。完全同样的病证，不同人的效果可能会不一样，这当然与患者的心理状态有关。

针刺敏感人指的是：A. 在患者的耐受度内，能产生一般得气的感觉，得气感以略有酸胀到酸麻胀重，程度不等；B. 在患者的耐受度内，能接受以上一般针感。可接受针感因人而异，基本也是以患者舒适为宜；C. 针刺中与针刺后能产生预期的效果，医患双方都感觉满意。

值得一提的是，不同的患者表现出的对针刺的依赖性与排斥性，以及效果体现的不同类型：第一次效果最佳型、效果累加渐进型、波浪式进步型、效果后续出现型……这些都与疾病、患者的敏感程度和复杂社会自然心理因素有关，目前还没有准确的依据，需要针刺中注意观察，寻找最佳效果。

为什么会有这种差异，什么样的人、什么样的病会表现出第一次效果最佳，又是什么样的人、什么样的病会出现效果累加渐进性，或者波浪式进步型？钱仲阳在谈到小儿特点的时候说过：小儿为纯阳稚阳之体。[1]张景岳指出："小儿脏气清灵，随拨随应"。[2]似乎成年人中也有这种"纯阳稚阳"，"脏气清灵，随拨随应"者，特别是从来没有做过针刺的人。

---

1 《小儿药证直诀》，钱仲阳。

2 《景岳全书·小儿则》，张景岳。

6，针刺环境

总体说，美式针灸与中国针灸之间的巨大区别，曾经是、现在也还是它们的针刺环境。中式针灸随着西风东进，已经有很大的转变。美式针灸诊室基本上是一人一室，大部分有隔音的门墙，醒针期间室内调成暗光，播放轻音乐，病人不会有任何被打扰，这就造就了一个躯体放松、精神放松，有利于调节交感神经迷走神经功能活动的环境。也是美式针灸治疗范围远远大于传统针灸的原因之一。换句话说，现代针刺的软效果，大于传统针刺。

7，热效应

经络"得温则通"，"得寒则凝"，热效应有利于疏通经络，例如传统艾灸和现代神灯。热性体质，热性疾病，当然另当别论。

8，患者对针刺的理解与期望值影响效果

患者对针刺的理解与期望值对针刺效果影响非常大。如果认为针刺只是止痛，不能治病，即使症状好了，也会再去MD那里看病，不会认真的继续针刺以彻底痊愈疾病。还有的人以为针刺就是人躺在那里，什么感觉也没有，起来就没病了。甚至有的病人要求先打麻药，再针刺。这些理解阻碍了病人从思想上接受针灸，间接影响疗效。血栓闭塞性脉管炎，小腿散发着腐臭，西医要截肢，患者希望针灸一两次就治好；几十年的慢性疼痛，期望一次针刺就不痛了；先天性的脏器异位，例如心长在右边，或者肝长在左边，希望用针灸把脏器移过来；针灸的针尖上是不是有个钩子能把椎间盘突出的部分给勾出来；可见有些人对针刺疗法毫无概念……这些期望值，与针刺实际能达到的效果相差太远。

有时候患者对针灸服务的"满意程度"与针刺效果不成正比，有不少人总来针刺，从医学的角度看，针刺的帮助有限，或许是针刺提升了内啡呔等令人愉悦安静的激素水平，使得病人感到舒适，增加了愉悦感？有的病人，因为种种原因，对针刺并不太满意，但是我知道，从医学的角度衡量，患者复视好了，肿瘤缩小了，胆绞痛好了，疼痛减轻了……有人扎了几次，说没有效果，不针了，但是几年以后，打来电话说："几年前我的腰痛是你给治好的，记得吗？现在又痛了，你再给我治治吧。"这是针刺的远期自愈效果？那些对针刺十分舒适满意，又没有"指标"支持其疗效者，算不算针刺的效果？那些有阳性体征的证据，西医查不出病，没有实验室证据，针刺给治好了，算不算针刺的效果？因为不少这样的患者好了以后去看西医复诊，医生说，做了所有检查，患者根本就没有病，做不做针刺都会好。

（三）随机对照试验（Randomized Controlled Trials）

随机对照试验采用双盲方法（double-blind studies），关键是要排除所有的人为干扰，旨在消除可能出现在实验者和参与者意识当中的主观偏差 (subjective bias) 和个人偏好 (personal preferences)。说白了就是"机器对机器"。而针刺是基于人体自我组织、自动反应、自控调整这些特点而实施的疗法。完全截断被治疗者与治疗者以及与内外环境的关系，单纯研究人体对一个物理刺激的反应，这不符合针刺的人文学特点。

随机双盲试验机械地忽略了人时时趋于向愈的自我调节、每个人的特异性、以及药物的时效性，仅从大概率上（经常难免片面）读取数据，做出决策。事实证明许多通过了随机双盲试验的药物，在实际应用的时候，付出过生命的代价。最典型的例证就是"反应停"[1]，令人类增加了几万名"海豹儿"。多少经过随机双盲试验，被 FDA 批准上市的药物，由于它们致命的副作用，后来不得不撤回！特别是现在化学新药层出不穷，患者们经常被施用多种药物，这些药物在不同的个体中如何联合生效？它们之间如何互相影响？"就某一个体来说，生命现象几乎是不可能重复的，没有任何两个完全一样的个体。就时空观来说，我们不可能把某一个生物停在某一个时空点上进行重复，而离开了特定时间与空间，就没有带有特异性的生命个体。"[2]

双盲试验要排除所有自愈可能，而针刺的本质就是"激励

1　反应停，学名 沙利度胺（英语：Thalidomide），是一种具有中枢抑制作用的药物。1950 年代末作为抗妊娠呕吐反应药物在欧洲和日本被广泛使用。投入使用后不久，数据显示使用该药物的孕妇的流产率和新生儿海豹肢症（Phocomelia，因胎儿四肢短小如同海豹，被称为"海豹儿"）畸胎率上升，致使该药物退出市场。这就是医药史上著名的"反应停事件"。

2　《理论中医的研究对实现中医现代化具有战略意义》，《中医药研究资料》，1988 年第 10 期，北京中医学院，王伊明。

自愈",这两者如何区别呢?双盲试验对硬针刺因素中的一部分进行试验是可能的;如何对全部针刺效果进行检测?双盲试验对于西医这个生物医学模式进行研究是适当的,对于针刺中的生物学效应进行研究是可能的,但要如何对中医针刺这个生物—心理—社会医学模式的医学进行研究呢?如何认识随机双盲试验对针灸研究的鞭长莫及之处?

(四)针刺效果的评估标准

医疗的目的应该是治愈疾病(cure)。现在不少医疗的目的仅仅是降低或升高某项指标。现代越来越多的代谢病、生活方式病、医源性、药源性疾病困扰着大众,其痊愈必须从饮食、运动、生活方式等等多方面着手。但是不少试验、治疗仅仅是看指标,临床不少人指标正常了,症状却还在,有些像是"郑人买履",本来履是为脚买的,结果却忘了脚,只拿尺寸对应履。最典型的就是某些高血压患者,西药降指标很好,而症状,如头晕头痛,要靠中药调理。辑4第6节那位患者,胆固醇已经很低了,还在吃它汀类降胆固醇药,患者头晕很不舒服。药是对应胆固醇高那个指标的,却忘了问问人是否健康、舒适。这牵涉到针刺效果的评估标准:是拿"尺寸"评估,还是拿脚评估。

有不少病人针刺有效期短,没有治愈,几小时、几天、几周以后又会复发,这算不算有效?西医很多病人都是天天吃药,甚至终生服药,它们 cure 那些病了吗?那些有阳性体征,没有西医精准指标,西医说没病,针刺给治好了的,算不算针刺的效果？所以针刺效果的评估标准是否也应该研究研究呢？特别是针刺除了即时效果，它所带来的远期自愈效果，如何评估？

综上所述，针刺疗法是一项综合了许多社会、自然、心理以及医患双方人为因素在内的医疗方法，双盲试验不考虑这些，试图排除所有这些因素的影响，看单纯针刺的生物学效应，所以对于针刺效果的全面证实比较困难。这就是文章一开始谈到的科研结论与临床疗效不一致的主要原因。

（五）探讨现代针刺研究的几点想法

1，针刺的本质是促进自愈

不仅仅是临床经验证明针刺的本质是促进自愈，越来越多的实验研究也正在把针刺实质指向促进自愈。在 2018 年 1 月 19 日《中医药导报》的《关于美国针灸医学发展的对话（二）》一文中，李老师说："针刺刺激皮肤肥大细胞可以治疗多种疾病，其中最大的共同机理是激活人体的自愈功能，一切通过自愈可以改善的疾病，针灸都可能有效。"[1]

《史记·扁鹊仓公列传》记载，人们说扁鹊可以使死人复活，扁鹊说："越人非能生死人也，此自当生者，越人能使之起耳。"这里"自当生者"，即是仍然有自愈力者。

---

1 《中医药导报》2018 年 01 月 19 日，"集腋成裘，聚沙成塔——关于美国针灸医学发展的对话（二）"原创 李永明 巩昌镇。

∴ 古今对应，临床与实验研究均有越来越多的证据证明针刺本质是促进自愈，一切通过自愈可能改善的疾病，针灸都可能有效。

2，人体自愈系统的层面

Dr. Andrew Well 在《自愈力》这本书中阐述了康复系统的组成层面：DNA 水平、单个细胞水平、细胞聚合成组织、组织聚合成器官、器官聚合成系统，系统层面有循环系统、内分泌系统、消化系统、免疫系统、神经系统等等。还提到心理领域对自愈的作用，以及康复奇迹的发生。[1]

朱兵老师的巨著《系统针灸学》前言：应该从"系统生理学、系统生物学和系统生物医学的高度阐述其科学基础"，"针灸的调整作用已得到古今大量针灸临床的反复验证，现代实验研究已经初步揭示这种调整作用是通过神经、内分泌、免疫系统实现的"，"针灸疗法的实质不在于对抗治疗，而在于调控和整合（中医的调和阴阳和西医的维持'内环境稳定'）。因此，系统针灸学研究的重点是集体的调节、整合和反馈性控制过程中的交互作用（cross-talk）；阐述体表刺激对生物分子、细胞、组织、器官和系统层面彼此之间的相互关系，以及它们在疾病时的变化和治疗过程中的转归；探讨针灸等体表干预从基因到

---

1 《Spontaneous Healing》，Author Andrew Well, M.D.，Published by The Random House Publishing Group. Copyright ○ C1995 by Andrew Well, M.D. First Ballantine Books Edition：May 1996。

整体器官功能调控的机制（尽管还有漫长的过程）"。[1]朱老师指出人体自愈体系的各个层面是：分子、细胞、组织、器官、系统。

∴ 针刺在自愈的所有层面，所有领域，都有临床贡献，也都有理论研究报道。

3，全面的医学与文化渗透

● "中医的灵魂在理论"[2]

中医理论的优势是看待生命的角度，研究生命的思维模式，治疗病症的非对抗、顺势、启发自愈方法。"一切生命现象都是答复外来刺激的表演"，这是认识生命现象与疾病本质的最根本思想，也是中医理论本质的核心。袁冰医生著作《现代中医学导论》中就用许多现代语言，特别是现代医学语言阐述了以中医的思维模式分析、研究生命的新生命医学观。该书中提到：人体是一个开放的复杂巨系统，这既符合中医模式，其语言也容易被西方医学理解接受。[3]

系统医学的医学思维把尊重自愈放进其基本理论，它的老三论哲学思想（系统论、信息论、控制论），基于西医基础的理论框架，维持"内环境稳定"的治疗概念，既符合中医整

---

1 《系统针灸学——复兴"体表医学"》，朱兵编著，人民卫生出版社，2015 年 5 月第一版第一次印刷。P4—P6

2 《理论中医的研究对实现中医现代化具有战略意义》，《中医药研究资料》，1988 年第 10 期，北京中医学院，王伊明。

3 《现代中医学导论》，作者袁冰，人民卫生出版社，2011 年 5 月出版。

体观，调和阴阳理论等基础原则，又是西医能理解的思维语言。并且明确必须避免过度医学干预，系统医学是科学与人文的结合。缺乏科学的医学是愚昧的，缺乏人文的医学是冰冷的。这些都是中西医沟通的很好桥梁（摘编 Sohu 网 2020 年 12 月 31 日文章："系统医学可以帮助我们走出现代经典医学的思想困境吗？"作者凌锋。见（https://www.sohu.com/a/441744195_120172035）。

西医是很讲理的，只要拿出他们能懂、也承认的语言，任何医生都理解、能执行、有效果的具体方案，他们会相信的。古今汗牛充栋的医案、治法，都是个案，要在可重复性上面做文章，达到谁做都行。

∴ 古今中外对生命科学的认识都有共同之处，需要合适的语言沟通。

• 针刺的根基在临床

李永明老师在"他山之石 一隅三反"中说："其实，美国针灸热及持续发展的真 正推手是广大患者，没有他们的需求、反馈、支持及买单，哪有海外针灸的今日。"[1]

五十多年来针刺在美国发展，靠的是临床疗效和百姓认可。二百多年前，西医是如何进入中国的？伴随着宗教，以及多方位的哲学文化输入、意识形态领域的渗透，才把中国人慢慢洗脑的。

---

1 《明州时报》2021 年 3 月 5 日,学术园地,B7。《李永明博士巩昌镇博士对话录》(第十三部分),
作者: 李永明 巩昌镇。

很荣幸，二百多年以后，笔者能够站在中医文化向西方渗透的医患相接第一线。除了医学制高点——针刺效果的西医证实以外，科普也是一个重要阵地。老百姓其实最关心的不仅仅是那些科研成果，更是针刺能治什么病。

∴ 中医针灸文化在西方的全面科普，针刺治愈疾病的广泛宣传值得重视。

欣喜地看到近年来针刺机理研究回归生物学实质的许多可喜成就，或许这些研究的综合成果会使针刺本质研究柳暗花明又一村。

作者注：本文初稿曾登载于《海外国医》2018 年 2 月 1 日版。2019 年 7 月 6 日，由全美中医药学会（ATCMA）、美国中医校友联合会（TCMAAA）联合组织讨论，中外中医针灸专家作了精彩发言。会后 2020 年 8 月 13 日被网络首发于《中医药导报》。收入本书时笔者又作了修改。中国知网链接：https://kns.cnki.net/kcms/detail/43.1446.R.20200806.1924.020.html

四、理想针感

如果说针刺的最终目的就是启动、激发、促进自愈，那么，自愈力被激发的标志是什么？医患双方是否能够感知？有没有医学指标可以测定？

关键是临床针感，医患双方的针感。从一些被治愈的疑难杂症案例的患者陈述中，可以反推针刺的"理想"针感是什么。患者用不同的语言、措辞来描述：酸麻胀重，但是舒服，这是最传统的针感；患处顿感开始松弛，疼痛被从内部松解；不少人长出一口气，周身顿感轻松；立觉周身舒适，放松，想睡觉；原来内心的焦虑紧张顿失，变为一种舒缓愉悦情绪；有人形容感到从未感受过的怪诞（weird），奇怪（strange），但是舒服，喜欢这种感觉；一股暖流在心中扩散，传遍周身，大部分内脏不调的病症有这种感受；一泉温水、暖流沿经络，或者原来虚弱的病位上下流动，自述"Regaining Energy"，例如重症肌无力、肌萎缩、不明原因的肌无力；原来的胸闷缓释，憋闷之气下降、舒缓；大部分过敏性鼻塞、鼻炎者感觉鼻炎的压力渐释；大部分头痛偏头痛者，头痛立减；有的病人从插进第一支针，就不再说话，闭上眼睛自称开始享受；身体轻爽，飘飘然，似乎要飞起来等等；这些感觉统称为较为理想的针感，有些可称为针感的最高境界。

达到这种理想针感、最高境界是不易的，需要做好前期的收集病史、中西医诊断；了解患者心目中的针刺目的、针刺对他/她的可能帮助；对可能针感的充分解释，甚至对患者可接受针感的预测，以及针刺时候专注地观察患者反应，及时调整针法，以期适量，既不要太轻达不到目的，也不要太重出现不适。操作者手下松紧适宜的手感，被古人形容为"如鱼吞钩"，是得气的最佳提示。

形成这些针感的原因，有人说是内源性内啡呔水平的提高。除此之外，平滑肌舒缓，以及针刺刺激了其他使人体精神愉快的化学物质，例如多巴胺、血清素等等，也或许是原因之一。无论如何，这些积极化学物质的分泌与自愈力的启动关系密切，针刺激发自愈力应该是从这里开始的，即人体开始了一种自发的"自我修复"。难怪不少病人体验到这种针灸的最高境界以后不由自主地说："真正的 Remission 就是从这个时候开始的。"

如何达到这种最佳针感？跟针法、穴位、心理诱导、针灸科普、针刺环境等等都有关系。如果能从这些问题出发，争取让每位患者都达到最大的针感效果，不仅主诉的病症可以治好，还可以提高整体健康质量，帮助解决大把的附带问题。从本质上说，达到了最佳针感，说明针刺刺激了神经内分泌免疫等，自愈力被启动激发了——这应该是健康的终极目的。

五、适宜病例的选择

不是所有内脏功能紊乱、平滑肌痉挛的气机紊乱症候群患者都适宜于针刺，都能从针刺中得到良好的预期效果。

（一），因为针刺本身可能引起某些患者高度紧张而诱发急性焦虑发作，或者平滑肌痉挛，所以对于特别怕针和初次针刺的人，一定要十分小心。针前做足功课，让病人有充分的理解和思想准备，针中仔细观察，随时调整用针型号、所选穴位、针刺手法。如果发现患者无法接受，宁可放弃，绝不强行进针。

（二），没有被西医检查、评估，排除其他可能疾病的这类患者不宜作针刺，以免贻误病情。已经被西医评估过的病人，也要小心西医诊断是否正确。很多病人一般已经被西医反复检查评估，排除了其他西医"数据医学"可能发现的病变，才来找中医针灸。也有少数患者，一得病先来试试自然疗法，无效再去看西医。

无论哪种情况，针灸师都要心中有数，特别注意西医有时候会误诊。一位中年患者被西医诊断为面神经麻痹来看针灸，三次针刺，没有任何好转，用手触诊发现腮腺有不能移动的坚硬肿物、质硬、边界不光滑，至少 2cm 立方大小，笔者根据其面瘫不是突发而是渐进性瘫，和物理上肿物的性质，心中已经有了诊断，让她马上再去看西医。结果是腮腺癌。有位肩痛为主诉的年轻患者，西医说或许是 Fibromyalgia（纤维组织肌痛）。我觉得几次针刺应该有效，却没有丝毫好转。请她再去西医检查，最后确诊胃癌脑转移。当初的肩痛，应该是胃癌神经压迫牵扯痛。

对针刺不理解者，不宜轻易针刺。一位上腹痛多次急诊，又切除了胆囊，仍然有上腹痛的患者，从病史、疼痛性质与位置推断，可能是胆囊切除术后常见的奥狄氏括约肌痉挛，针刺以后患者疼痛明显减缓。笔者感觉坚持针刺，再加患者自己的合理自我护理，应该使奥狄氏括约肌逐渐稳定下来，但是不能保证一两次治愈。患者权衡之下还是去手术了。果然作了奥狄氏括约肌扩张术以后，疼痛明显减轻。在针刺缓解括约肌痉挛，促进和等待自愈，与手术扩张括约肌两者之间，如果患者理解，不少人应该选择针刺。但是这也说明对某些人，针刺不一定是唯一、首选、最佳治疗方法。

（三），试治反推有时候可以帮助判断。

对于一些疑难杂症，有时候难以确定是否属于气机紊乱，在有西医评估以后可以试治反推。如果针到病除，应该就是气机紊乱。本辑案 11，见到患者时，其表情痛苦，嗝声高亢，脉象滑数有力，舌苔黄厚，很像是急性热病，甚至某种癌症急性进展期。好在他看过几次西医，包括急诊，没查出病来，我反复解释针刺试试看，不敢保证肯定治好。然后进行试治，足三里进针时，手下一紧，患者有几秒钟沉寂，没有打嗝，有了几分把握。患者还能忍受内关运针，最后作膈俞、心俞时候，打了许多嗝，出来许多气。这与膈肌痉挛不一样，膈肌痉挛学名呃逆，出来很多气的这个打嗝学名是嗳气。一般来讲，无论哪一种病，出现嗳气都是好事，表明气有了出路，病退。

所以判断和选择适宜病例很重要。粗略地估计一下，目前这类气机紊乱症候群占日常门诊量的一小半左右，西医束手无策但却是针刺用武之地。大部分人只知道针刺可以止痛，不知道针刺可以解决这些疑难杂症，这就说明，我们对针灸疗效的宣传不够。当然已经治愈患者的宣传是最好的广告，但还应加强研究，拿出"数据"，起码应该加强个案的宣传，让人们知道针灸除了止痛还能治病。

六、足三里配穴举隅

足三里是非常常用的穴位，最易得气，效果稳定，安全可靠，作用确凿，是临床应用最为广泛，几乎所有病症都可以配用的穴，是气机紊乱症候群的主穴。

（一）综合各种研究材料来看，似乎足三里穴主要有以下作用：

1. 调整交感神经系统、副交感神经系统的相对平衡，使内脏功能趋于平衡。因此可以解释足三里配不同的穴位得气以后，对内脏各种病症都有一定的缓解效果。"针足三里，则不一定是止痛作用（一般的止痛药并不止腹痛），很可能是调整交感神经系统、副交感神经系统的相对平衡，使胃肠运动和内脏分泌功能趋于正常"。[1]

2. 对肌肉的双向调节作用。这里的肌肉即指骨骼肌，也指平滑肌。足三里对肌肉的调节作用是双向的，既能解除痉挛，降低肌肉过度的紧张，也可以增强肌肉收缩的力度，可以说它能调节肌肉收缩与舒张的弹性。不仅仅指足三里所在的胫骨前肌，对其他部位的骨骼肌，特别是内脏平滑肌都有一定的调节作用。因此可以解释足三里配不同的穴位得气以后，既可以治疗骨骼肌痉挛性病症，例如下肢肌肉痉挛，也治疗许多肌肉收缩不够或者反应迟钝性的病症，例如痿症，老年或者不明原因的腿脚无力，以及足痿废等等，还能解除内脏平滑肌痉挛，例如呼吸道平滑肌、子宫平滑肌、胃肠平滑肌、胆管平滑肌、血管平滑肌甚至心肌的痉挛。最典型的莫过于胃痉挛与胃下垂，均是内脏平滑肌与韧带功能失调，西医经常手术治疗胃下垂，但是不少胃下垂是可逆性的"器质性"病变。这种病症往往与植物神经功能紊乱有关，也要做好后期调理，否则有可能复发。

3. 对中枢神经系统有放松，调节的作用。因此可以解释足三里配不同的穴位得气以后，可以治疗失眠、眩晕、沮丧、焦虑、紧张等神经精神系统病症。

---

1 摘自《针刺镇痛原理》，P26，上海科技教育出版社(1999 年 1 月 1 日)，作者韩济生。

4. 调节神经、内分泌、免疫系统，增强人体自愈力。足三里是增强人体自我修复能力的重要穴位，因此可以解释足三里配不同的穴位得气以后，可以预防和治疗不少内外妇儿杂症，促进康复。例如上感、过敏、胃炎、肠炎、胆囊炎、胰腺炎、妊娠呕吐、手术后的不适感与康复过程。特别是对内脏功能有双向调节作用，例如，既治便秘，也治便泄。

有研究指出："足三里穴的调控机制与其穴位的组织结构密切相关，足三里穴区微血管分支、神经分支及淋巴管分支十分丰富，而针灸刺激可使穴区微血管灌注量增加、神经及淋巴管的血液运行改善、功能增强，神经末梢兴奋性增高，其或通过神经，或通过血液、淋巴液最终都启动神经－内分泌－免疫网络而对机体进行调整，从而实现针灸的神经－内分泌－免疫网络的整体调节。"[1]

（二）中医的角度来看

足三里为足阳明胃经合土穴，性质属土，五腧穴中的合穴，胃经的下合穴，全身强壮要穴。具有补益气血、健脾调肠、降气平喘、理气消胀、行气止痛、消积导滞、利水消肿、补肺化痰、调和气血、升降气机、舒筋通络、和胃安眠、强体健身、防病保健、延年益寿等等功效。乃全身的"大穴"，最容易得气，又最不易引起不良反应，几乎所有疾病症状都可以配合应用，是临床最常用的穴位。特别是对于内脏功能的调理，几乎面面俱到。

---

1 《足三里穴对神经－内分泌－免疫网络的调节作用》，作者施茵（上海中医药大学 2001 级博士生），周珊玲（江西中医学院附属医院）。

（三）足三里等穴位调理气机的施针方法：

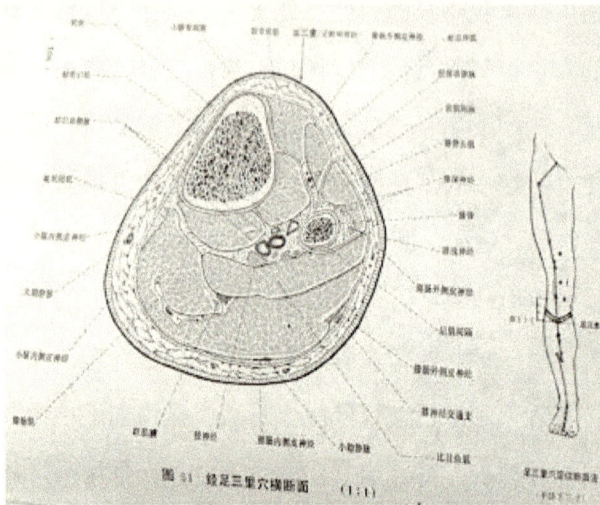

图 51 经足三里穴横断面 (1:1)

摘自《经穴断面解剖图解》（下肢部分），上海中医学院解剖学教研室，严振国主编，上海科技出版社出版，1986 年 7 月第一版。

　　足三里，位于膝下三寸，胫骨前嵴外旁开一横指，其穴下是胫骨前肌，再下面是胫骨后肌。这两个肌肉是形成下肢运动的重要肌肉，只要站立、行走，就必须要用。正因为其皮下肌肉丰厚，非常容易得气，是全身最易得气的穴位。主要针感是酸胀重以及走窜，80% 以上的病人会有局部酸胀，最常见的是胀重沿胃经串向脚踝，如果诱导针感上串到胃是最好的。其不易产生剧烈疼痛，也不易造成出血，不但效果最好，而且病人非常容易接受。

　　针管快速进针以后，缓慢推进，根据病情与患者能接受的程度因人而异地捻转运针。取得针感，有人可以反复提插捻转，甚至顺时针或者逆时针旋转造成轻微滞针，有人只需缓慢进针，得气即止，然后留针候气。对某些急性气机紊乱，可能会立竿见影，针落气平。

患者的反应不完全相同，虚证寒证者说，似有一股暖流，流向全身，或流向病灶；实证热症者说，似有一股冷气从头降下，流向全身，顿感凉爽；气滞于胸（某些慢性心绞痛，哮喘等）者说，胸中憋闷之气下降，通体气顺，立感松弛；气虚者说，立感能量再生等等。总之，以病人舒适为原则，因人而异的运针手法，在气机调理中是十分重要的。

（四）足三里配穴举隅：

以足三里为主穴，配不同的臣穴、佐穴，可以调节人体气机紊乱，既能补气，也能理气；即能升气，也能降气；对许多病证都有非常奇妙的疗效。

足三里治疗气机紊乱这类疾病的重要配穴是百会、四神聪、印堂，可以通达周身14经脉，安神定志，调理气机，可升可降，可散可守，促进整体阴阳气血平衡。西医研究表明，针刺这些穴位，能改善脑血循环，增加脑血流量，对脑功能有双向调节作用；还能舒缩血管，调整大脑神经功能活动，对于激发神经免疫内分泌水平的自愈具有重要作用。

足三里的配穴原则基本是循经取穴、脏腑取穴、辨证取穴、远端取穴、局部取穴等。

以下只是配穴原则，根据不同个体、以及辩证，应予调整。

1，胃痛与胃痉挛

对各种原因造成的胃痛都有一定的效果。

君穴：足三里、内关；

臣穴：中脘、梁门、天枢、上脘、下脘、陷谷；

佐穴：百会、合谷。

2, 便秘

君穴：足三里、合谷；

臣穴：天枢、大横、支沟、手三里。

辅助手法：腹部按摩，顺时针，特别是左下腹，向下推，某些人针后即便；特别适用于季节气候性、老年性肠蠕动减慢引起的便秘，和大便不干不硬，只是排便困难者。

3，便泄

主要是各种原因造成胃肠功能紊乱。

君穴：足三里、天枢；

臣穴：地机、中脘、梁门、气海、关元；

佐穴：公孙、太白、太溪、脾俞、胃俞、肾俞。

针刺时热疗神阙对止泻有效。

4，胆结石，胆管痉挛，胆囊炎

君穴：足三里、阳陵泉；

臣穴：内关、梁丘、胆囊穴；

佐穴：足临泣、陷谷、太冲。

对于小胆结石患者，针刺可以引起胆囊收缩，胆区闷痛，排出结石。对于胆管或者胆总管痉挛的患者，针刺可以达到解痉止痛的效果。胆囊炎坚持针两周左右，可助消炎。

5，痛经

君穴：足三里、三阴交；

臣穴：合谷、内关；

佐穴：隐白、阴陵泉。

热疗少腹温经通络，可以缓解子宫平滑肌痉挛。

6，妇女阴道炎

君穴：足三里、蠡沟；

臣穴：阴陵泉、太冲；

佐穴：百会、三阴交。

7，妊娠恶心、呕吐

君穴：足三里、内关；

臣穴：百会；

佐穴：丰隆。

8，足痿废

君穴：足三里（有条件的可以做艾灸）；

臣穴：上巨虚、下巨虚、解溪、中封；

佐穴：伏兔、梁丘、阳陵泉、悬钟。

9，重症肌无力，肌萎缩，老年性肌无力，或者是不明原因的下肢痿软无力

君穴：足三里；

臣穴：髀关、伏兔、梁丘、手三里；

佐穴：三阴交、悬钟。

合并膝关节问题的可加内外膝眼、阴阳陵泉、鹤顶；合并踝关节问题的，可以加解溪、中封、太溪、昆仑、丘墟、商丘；阳气虚弱者加百会升阳。

10，腿脚抽筋

君穴：足三里（有条件的可以艾灸）；

臣穴：上下巨虚；

主要是胃经的，足二、三、四趾抽搐，以及胫骨前肌痉挛；腓肠肌痉挛，可以配承山、飞扬、昆仑等穴。

11，牙痛

君穴：足三里、对侧陷谷；

臣穴：患侧下关、颊车，视情况也可以健侧用针，对侧内庭；

佐穴：百会、合谷。

根据辨证，热症泄火配支沟、内庭。

12，头痛、偏头痛，紧张性、过敏性、血管紧张性头痛、偏头痛。

君穴：太阳、足三里、足临泣；

臣穴：百会、头维、合谷、中渚、液门；

佐穴：头顶痛加太冲、四神聪；前额痛加神庭、印堂、陷谷；头胀痛加四神聪、五处、承光、通天、络却、太冲；"首如裹"加阴陵泉、地机、三阴交；头侧痛加率谷、曲鬓；头后痛加天柱、风府、风池；以痛为输，局部取穴。

13，鼻炎、过敏、眉棱骨痛、失嗅。

君穴：足三里、陷谷；

臣穴：迎香、上迎香、攒竹、承光、合谷、列缺；

佐穴：四白、太阳、阳白、头维、下关、太冲。

14，TMJ 颞下颌关节功能紊乱

君穴：下关（有条件可以艾灸）、足三里、陷谷；

臣穴：听会、颊车、上关、太阳、足临泣。

15，肩痛

君穴：足三里、条口；

臣穴：按经络辨证，适当选天宗、肩髃、肩髎、肩前、臑会、臂臑、臑腧、肩井；

佐穴：外关、手三里。

16，眩晕

君穴：足三里、百会、印堂、头维；

臣穴：丰隆、太溪；

佐穴：足临泣、太冲、风池、太阳；

适用于慢性暂时性体位性眩晕、老年性季节性眩晕等，对其他眩晕，例如美尼尔，适当配伍也有效果。紧张性、焦虑性头晕，或可收立竿见影之效。

17，失眠

君穴：百会、四神聪、印堂、足三里；

臣穴：内关、神门、翳风、安眠；

佐穴：三阴交、心俞、脾俞。

18，一般放松调理

君穴：百会、四神聪、足三里；

臣穴：神庭、印堂、太阳，

佐穴：依病人体质辩证配穴。

总之，针刺调理气机紊乱的本质，就是通过皮表刺激，调整神经内分泌免疫，实现人体康复能力的再组织、再调整，促进自愈。其机理的生理病理研究几十年来有许多可喜的成果，证明了这个机制。只要掌握这类病症表现的中医共同特点、西医病理机制，选择适宜病症、适宜人群，掌握一般的取穴原则和针法技法，任何人重复操作都会有效。

中美中医药差异

一、中美中药概念差与译差

经常见到"某某中药被美国 FDA 批准上市"的宣传。对这句话，中美理解不相同。此"药"非彼药。在美国，"中药"不是"药"。

（一）"吃"的东西在美国只分两类：食物、药物

FDA（The US Food and Drug Administration），美国食品与药品管理局，管理食品和药品的官方机构。吃的东西在美国只分两类：食物，药物。

食物（Food）的功能是疗饥营养，基本自然或加工产品，少量为化学品。摆在食品店里，大家随便买，有钱就行，不需要其他条件。

药物（Drug）的功能是治病愈疾，全是化学品，基本没有自然产物，必须在西医实验室里以化学方式证明其能治病。大部分由医生处方给病人，只有药店可以买到。管理法规上是把人当作化学人、物理人，只有化学药和手术刀能够"治疗"人的疾病。

药品有"毒",天经地义,是治疗疾病中的副作用,由医生控制,大大方方地写在说明书里,伤肝、伤肾、脱发、食欲不振、头晕、恶心、咳嗽……仔细看看那些药物说明书,哪个化学药物是没有"毒"的?人们还是照样吃,因为它能"治病",即便仅仅控制症状,不能治愈疾病。

病人有知情权与选择权,即:必须明明白白,清清楚楚让病人知道,这个药"有毒"(柔和的称为副作用),这叫知情权;吃不吃是病人的选择,没产生副作用,那很好,有副作用,别怪没告知,这叫选择权。还有一层意思,如果怕副作用而选择不吃,那么病情加重,甚至死亡都与医生无关。病人经常要面对"无奈的选择",在疾病的风险与药物的风险之间作出抉择。[1]

食品不能有"毒"副作用,不能有"药物"作用。中药,目前为止,大部分无法在实验室里以化学方式证明其能"治病",所以不能归于药品类别,只能归到食品类别。在官方概念里中药和食物是一类,它不能"治病",被统称为食品补充剂(supplements)。当然服用食品补充剂也需要基本生活常识,"盐吃多了也能齁死人"。

(二)"吃"的东西在东方人的观念中分为三类:食物、中药、西药

古代东方概念中吃的东西分两大类:食物与药物。那时候

---

1 "先进医疗,过度医疗与无奈的选择",《文学城精华贴》,01/19/2015,作者奕铭。链接:
https://bbs.wenxuecity.com/health/522084.html

的药物仅仅是未经化学提成的自然品，大部分是植物药，也有少部分动物药与矿石等，简称为中药或者草药。那时候的中药——自然药物,绝对是治病的,中国人凭着应用自然药品治病,繁衍了拥有巨大智慧的东方民族。

自从二三百年前西方药物闯进中国，我们东方人在观念上，把吃的东西分为三大类：

1，食物；

2，中药（自然药物）；

3，西药（化学药物）。

或者说药物有两类：中药、西药。这里的中药，东方人概念中其实是 medication，而不是 supplements，强调它们是以治病为目的的。

几百年前中国人来到美国，希望沿用自己习惯的中药，既可自用也可治人。可是中国人概念中的草药在美国没有这个分类，把中药作为美国人概念中的药物进口是根本不可能的。中医先驱们为了让中药能够进入美国市场，就把中药称作食物 food 或者食品添加剂 supplements，对呀，大枣，枸杞，肉桂……皆是药食通用。这才打开了美国的中药市场。也就是说，中药，作为"吃的东西"，最开始进入美国，就分到了"食品"这个类别里，至今仍然沿用这个类别的管理规定。

概念上比较一下：

东方——食物（食物）	西方——食物（食物，中药）
药物（中药，西药）	药物（西药）

麻黄"有毒"事件以后，笔者写了《从应用麻黄减肥谈起》(诊室宣传材料)，试图画一个坐标，把吃的东西按照其性质、作用强弱，放进这个坐标，作为一个抽象理解思路。

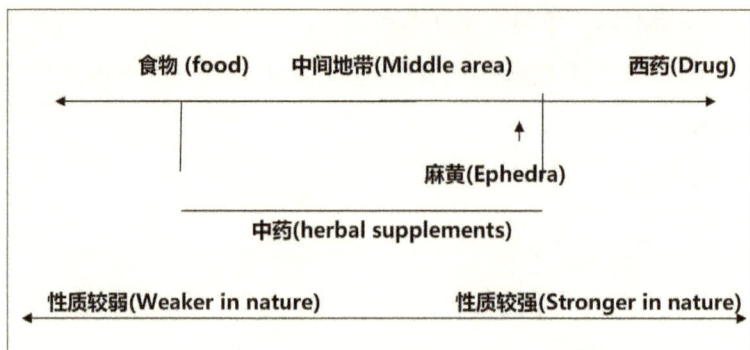

应该让美式思维理解，在 food 与 drug 之间还有一个"中间地带"是需要有人管理的。"中药"大部分在这个地带，并且跨越药食。原生药麻黄（非化学提取）的性质基本与 drug 相当，稍弱。

（三）中药概念差带来的理解混乱形成了中药滥用与禁用的尴尬局面

中药，对于美国人来说，它是食品添加剂 (supplements)，它受食物法规管理，不能治病，不能有强烈作用，否则就成了"毒品"。在美国的进口海岸发现中药"有毒"的时候，我们的中药像鸦片一样被焚毁，厂商还要自己负担销毁的费用。[1]

---

1 "麻黄禁令的影响有多大"，"Measuring the Effects of the Ephedra Ban"，《Acupuncture today》Volume 5，Number 10，October 2004。

根据食物法规，目前按食品或健康营养品出售的中药，不能在标签中称为药物，不可提及其医疗功能。所有中药必须有如下说明："本品未经 FDA 评估，不可用作诊断、治疗、治愈或预防任何疾病。"（"This statement has not been evaluated by the Food and Drug Administration. This product is not intended to diagnose，treat，cure，or prevent any disease."）。二十年前中药被滥用、错用，出现肾衰、致癌等病例，曾被大肆宣传，致使加州出台严重警示，每一种中药，包括草药和成药，都贴有这样的标签："加州 65 号提案警告：此产品含有加州政府知道能致癌和 / 或导致生育缺陷及其他有害生殖功能的化学成分。"

　　因为 FDA 禁用龙胆泻肝丸，笔者曾给美国 FDA 写信，说明龙胆泻肝丸是有用的中药。2000 年 8 月 28 日，FDA 回信，主要解释龙胆泻肝汤含有木通和马兜铃酸，是强致癌物——肾毒素。如果龙胆泻肝汤不含有这些，那么龙胆泻肝汤就可以进口。后来在美国买到的龙胆泻肝丸都没有了木通这个成分。FDA 按照美国法规进行管理，有理有节。

　　中药，对于中国人来说，"是药三分毒"。因为中国人几千年来是使用中药治病的，在中国人概念里，中药等同于西药，它是"药物"，不是食物。《内经》有言："大毒治病，十去其六；常毒治病，十去其七；小毒治病，十去其八；无毒治病，十去其九；谷肉果菜，食养尽之，无使过之，伤其正也。"[1]《中

---

1 《黄帝内经素问·五常政大论篇第七十》，人民卫生出版社，1978 年 2 月第一版第二次印刷，Page 455。

华人民共和国药典》规定了剧毒（大毒），如马钱子、巴豆；毒药，如水蛭、白附子；有毒，如苍耳子、甘遂等等。详见《中华人民共和国药典》有关章节。我们承认治病的中药是有毒的，所以中国人的生活常识是："没病不乱吃药"。很少有不懂中药的中国人到药店自己买药吃，都是医生开出方子，病人到药店"抓药"。不像美国人认为的那样，中药（supplements）任何人都可以随便买，随便吃。

美国人乱用中药现象比比皆是。中国人绝对不会把麻黄放进点心里，当作减肥的食品，美国人这样做了。中国人不会拿起半夏珠，当花生豆一样吃，美国人这样做了，这是我亲眼所见。中药汤剂讲究辨证论治，没"证"无法开汤药，不得中医要领的"医生"，按照"助肝"、"助胰"等西医单味中药的药理研究结果，"中药西用"，让没症状的病人长年服用中药，造成肝酶胰酶异常。没病的人为了健康服用参芪等中药，造成甲亢。类似的事件屡屡发生。

早年中药红曲米胶囊被放在货架上当作食品添加剂出售，因为有降胆固醇的效果，曾经热卖。后来发现，红曲米含有与1987年作为降脂新药由 FDA 批准上市的洛伐他汀（lovastatin）相似成分，于是"红曲米制品"被停止销售，否则 FDA 将采取强制措施。FDA 并警告消费者如出现相关不良反应，应求助于医生。看，红曲米从自然发酵食物到发现其降脂作用，在美国人概念中从食物变成了药物，管理法规就变了。

屠呦呦等科研人员研制青蒿素衍生物获得了诺奖。青蒿是中药，获诺奖的是什么呢？是 drug，而不是中药。中国人看不出什么区别，在美国区别可大了，它从"食"变成了"药"。

以笔者自己的诊所来看，多年前主动寻求 herbs 者大概占门诊的一半左右，包括汤药和丸药。现在主动寻求汤药的已经基本上没有了，丸药应用量也大大减少。主动开中药，也要费一番口舌，不少时候还会被拒绝，或者委婉地拒吃。有的病人，一瓶中药，应该吃八天，但是过三个月还会说，"谢谢，你给我的 supplement 我还有，还在吃"，那就明白了，这是委婉的拒绝。

二十多年来，经过"麻黄有毒"，"中药有肾毒性"，"中药可能导致癌症"等一波波宣传，人们对中药的认识已经从二十多年前"自然产品，没有毒，比西药安全"，改为现在"这些自然的东西，成份不明，可能有毒，不能吃"。他们能够接受写在药物说明书里面的正大光明的"毒"，不能接受中药这种"不明不白的毒"。其实，以"药物的副作用"来理解中药的"毒"，那么西药的"毒"比中药的"毒"是有过之而无不及。

由于分类和管理差异，中药在美国经历着滥用和禁用的蹉跎岁月，广大消费者蒙受着不敢用或滥用中药的苦痛，FDA 禁用中药的名单年年增加。日本的一个中药厂商说，或许有一天我们会回到只能用针灸，不能用中药，或者说"无药可用"的局面。[1]

中药是否可申请 FDA 批准变成他们概念中的"药"呢？可以，只要按照药物（drugs）的申请程序，完成生化、药理、动

---

1 "麻黄禁令的影响有多大"，"Measuring the Effects of the Ephedra Ban"，《Acupuncture today》Volume 5，Number 10，October 2004。

物实验、临床实验等等，中药就可以变成药物。但是这个药物已经"变味儿"了，从自然药变成了化学药。他们不再按照中医理论辨证论治应用，而是按照止痛、降压、降糖、消炎、利尿等西医药理分类处方给病人；因为它们是治病的，所以只能由有处方权的西医用这些药，懂得这些药物应用的中医生无权用了；这些药不能在食品店出售，只能在药店里凭西医医生处方买。说到底就是 food 变 drug。如果所有中药都走这条路，中药就真的只是新西药的"草稿纸"了。

问题的核心是：人类能不能用自然产物作为药物来治疗疾病？吃的东西，按照美国这样分为两类更"科学"，还是按照中国概念分成三类更"科学"？

冷静地从人类健康这个大前提出发，起码不得不承认的事实是，总体来说，中药的副作用比化学药物的副作用要缓和得多；医学模式正在从局部向整体转化，单纯的生物医学模式正在慢慢转化到社会心理生物医学模式，那种把人当作化学与物理结构来研究和治疗的思路早晚会变。所以"吃的东西"分三类，或者药物分成两类，这是未来发展的必然趋势。但是把人体按照物理与化学结构来研究的西方思维管理以及执行法规，找不出一条"途径"、一种方法来实现这个想法。当年 FDA 说传统亚洲药物不受麻黄禁令限制，但是进口海关说，他们没有一个"tool"来将按照食品法规管理的"传统亚洲药"除外。[1] 可以

1　"麻黄禁令的影响有多大"，"Measuring the Effects of the Ephedra Ban"，《Acupuncture today》Volume 5，Number 10，October 2004。

想象，海关执行的是"食品管理法规"，有检测麻黄碱的方法来执行"麻黄禁令"限制进口的"食物"，却没有一个检测方法来将"亚洲药物"除外。

目前的问题就是两个：一是整个世界分类概念的改变，在食物与药物之间加出一个"自然药物"的类别，承认某些自然产品是可以治病的，必须由懂得它们的人处方管理；二是其研究方法不能循西医研究方法的老路，仅靠化学分析，双盲实验，也不能完全是中医的经验医学和哲学推理。要找到一种让西医和中医都能接受的"双赢"方法，既让西医"服气"，不得不"承认"中药能够治病，又能让中药堂而皇之地"治病"，而不是现在这个样子，似乎有点儿"偷偷摸摸"造福人类。

一个是分类的概念，一个是研究的方法。这是目前鸡同鸭讲——中药所处尴尬局面——问题的关键。

（四）中美中药译差

自从西医"闯入"中国，译差就开始了，而且从来没有彻底"明白"过。毛嘉陵先生著作《第三只眼看中医》中有一节"西化的12个是是非非"，第一个是非就是"'祸'起西医术语的'中译名'"。[1]

他讲到中医心肺等脏腑概念与西医不同。我就想到当年中医基础课上，老师讲"脾为后天之本"，有学生问："你讲脾为后天之本，为什么有人因病切除了脾脏，仍然可以生活得很

1　毛嘉陵《第三只眼看中医·百年"洋相"》，北京科学技术出版社 2007 版，page83。

好？"老师的回答至今印象深刻："我们中医的脾就不在那儿长着。"类似的模糊认识比比皆是。我告诉患者血虚，下一次她带来血液化验单说"我血不虚"。肝郁的病人用肝功报告证明她的肝脏没病。西医慢性肾衰的病人吃黑芝麻补中医的肾……

《人类学是什么》一书的作者王铭铭，从人类学的角度谈论"文化转移"的时候说："人类学前辈吴文藻先生曾说，用中国话谈论西学，必然已经对学科实行了'中国化'"。[1] 反过来说，用英文谈论中国文化，必然也已经对中国文化实行了西化。这个观点用来理解目前"中医中药"在中美双方医学与文化中的坎坷处境再合适不过了。也就是说，一种学科被从它诞生的语言环境，翻译到非其母语文化环境的时候，就已经深深地打上了新语言文化环境的烙印。所有"译品"都是这样，中医中药作为美国的"舶来品"，表现得尤为突出。

"药"这个词，在中文语境中，已经用了几千年，它的概念已经打上了中国文化的烙印，如上一节所述，它是东方概念的"药"。西方 medicine、medication、drug，这些词也已经用了几百年，它们也已经打上了西方文化、西医学的烙印。"直译"所带来的理解差异，把现在的"药物"概念弄得十分混乱。这属于中西方文化传统习俗不同，医学体系不同，法律准则不同，国家管理条例不同，翻译不能完全精准造成的，可称作"译差"。

中药汤剂被翻译成"茶"（Herbal Tea），笔者给一个 20 岁男孩开的"茶"，被他妈妈喝了，妈妈说："太难喝了，他不喜

1　王铭铭《人类学是什么》，北京大学出版社 2002 版，Page 5。

欢，我替他喝了。"我解释，那是药不是茶。她说：我知道，No pain，no gain，只要对健康有好处，我不在乎苦一点儿。再解释，这种"茶"，每个人是不一样的。她盯着我看了一会儿，疑惑地说："下次去商店看看哪种茶适合我。"这是一个典型的中西"药物译差"造成的概念碰撞。

下面的英文词在翻译的时候全可能被翻译成"药"，可在英文语境中的概念千差万别。

Medicine 泛指医或药，用得比较广泛，包括非处方药，我们的中草药现在都可以叫做 Medicine。

Medication 泛指药物、药剂，用得也比较广泛，大部分人的基本概念中仍然是化学药物。因为美国是一个多民族的国家，各个不同民族根据自己的文化背景，对它的理解有区别。

Drug 是化学药物，大部分作用强烈，必有医生处方才可购买使用，被药物法规管理。有时候毒品也被称为 drug。作用不太强烈的一些非处方化学药，也可以称为 drug。

Supplement 是食品补充剂，归类在食物一类，可以是非化学制剂，也可以是化学制剂，但是不能治病，不能有强烈的副作用，维生素属于这类，全世界各个不同民族的草药如果被批准上市，大部分都在这个类别，被食品法规管理。

Over the counter Medicine 是非处方药，大部分是化学制剂，摆在药房里，大家可以随便买，其作用比处方药轻得多，类似中国概念中的维生素，一般的止痛片，退烧药等等，例如小剂量布洛芬（Ibuprofen），扑热息痛（对乙酰氨基酚，Acetaminophen，Tylenol）等等。在美国的药房里买不到"中药"，中药目前还进不到美国的药房里，因为它根本就不是药。

Herbs 是草，没有治病药的概念。

Herbal supplements 草做的食品补充剂，也不被用来治病。

Herbal Medicine 是目前比较流行的对中药的说词，是为了把"药"的概念包涵进去，也想说它们能治病，不是"食"。大家都这样用，美国人也懂，但是与他们的"drug"概念还是有区别，顶多会理解为维生素之类的"Over the Counter Medicine"；Herbal Medicine 再翻回中文"草药"，又变成中文语境的"药"了，中国人会理解为"药"，即西方的 drug。

总之，英文的这些可能被译为"药物"的词，在西方语境里其含义已经约定俗成，非常复杂，直译难以精准。

颁诺奖给屠呦呦老师时的英文稿，中药青蒿用"Traditional Chinese Medicine"，讲到青蒿素的时候，就是"anti-malaria drug artemisinin"，抗疟化学药青蒿素。他们特别希望各国药厂多多研究中国的草药，目的是什么呢？"approval of new drugs"，是发现和批准新的西医化学药。在思路上，仍然是把中药当作待开发、待研究的西药原材料。

一般来讲，在法律与官方管理概念上，中药与治病的西药绝对不是一回事，准确地说，现阶段，中药只能翻译成：herbs, herbal supplements。翻成 medicine 的好处是，大众与官方现在都懂，都用这个词，不像三十年前，中药避免用 medicine，中医诊所避免用 clinic，当年很多针灸诊所都只能叫"Acupuncture Center"；其二，磨磨大家的耳朵，为中药从"食"向"药"的转换慢慢造势。人们观念概念的转换需要"耳濡目染"。

总之，在美国销售的中药都不是 FDA 批准的"药物"，它根本就不是"药"，只是食品补充剂。

（五）权宜之计与可能的改进策略

中医药概念差与译差造成了目前中药一定的滥用与禁用的后果。但是可喜的是，过去二十多年来美国人的"中药概念"在"强劲东风"的撼动下已经开始变得动摇，中药正在潜移默化地渗透、模糊和改变着美国人的观念。发展靠的是机会，概念差与译差为中医中药按照自己的模式在美国开拓发展带来了机会。完全按照美国思维及法规，那么中药要么是进不来，要么是被同化慢慢消亡，权宜之计只能暂把中药当作食品补充剂。

2000 年 6 月 30 日和 7 月 13 日，本地报纸《达拉斯新闻》《达拉斯时报》同时刊登了笔者的文章《中草药急需立法》、《杜绝中药滥用，促进中药立法》，呼吁：把有较强毒副作用的中药列出清单，作为"需特殊管理的食品补充剂"（Special Management of Herbal Supplements），只能由执照针灸师应用。这在美国是有先例的。自从"麻黄有毒"事件以后，FDA 发布文件，麻黄可以由针灸师在诊所里面用，"traditional Asian medicine is excluded from the Ephedra ban。"（传统亚洲药物不受麻黄禁令限制）。[1] "一些中医团体对 FDA 禁用中药不断抗议，

1　"麻黄禁令的影响有多大"，"Measuring the Effects of the Ephedra Ban"，《Acupuncture today》Volume 5，Number 10，October 2004。

最终 FDA 在禁用中药名单之后专门列了一条：美国 NCCAOM[1]
考试证书持有者，可以在中医传统理论指导下使用。"[2] 因此这
是目前可行的一步棋。长远来看，要实现中美中药概念融合，这是
关键举措，不过目前仍然任重道远。

　　美国是一个法制国家，任何法律、法规的建立或更改靠的
是人和财。人，讲的是利益、共识与法律运作；财，中医肯定
差得远。同道与民众宜清醒认识状况，理解处境，共谋改进。

　　作者注：中药之毒很复杂，基本分两种：其一，伤害人体，并无医疗
作用，例如当年用错了品种的马兜铃酸造成不可逆的肾衰，这类"中
药"理应被禁；其二，治病同时的副作用，中医会因人而论，通过配伍
搭配降低减缓之。其他问题，如农药残留、重金属含量、"以毒攻
毒"的做法，在治疗沉疴痼疾的同时也有剧烈毒理作用，例如砒霜[3] 等
等，皆宜分别研究，因事因药而论。另《临床中药学》[4]，对中药之毒的广
义与狭义概念，古之谓毒与今之研究有详细论述，均不赘述。本文所谈之
毒只涉及副作用，以及以药当食而造成的滥用。

　　（本文曾刊载于《中医药导报》，2016 年 7 月 30 日，第22卷第 14
期，总第 264 期，辑入本书时略有修改。）

1　NCCAOM 是 National Certification Commission for Acumpuncture and Oriental Medicine 的缩写，
　　即国家针灸即东方医学认证委员会。

2　《美国中医药市场的发展与忧思》，作者张齐，《中国中医药导报》，11/17/2005，第 2441 期。

3　《美味的毒药砒霜》，作者李永明，《世界周刊》02/07/1999，Page10。

4　《临床中药学》，庞俊忠主编，中国医药科技出版社 1988 年 9 月版，Page14。

二、中美针灸比较

看了这个题目，或许会觉得奇怪，针灸就是针灸，难道中国针灸和美国针灸还有区别？为什么要"比较"？

当两种文化撞击的时候，例如饮食、服装、文学，都会擦出火花，诞生出一些"杂交文化"。饮食是最典型的，在美国的中餐馆，生意好的，供应的全是美式中餐。"熊猫全国中式快餐连锁店"，那个菜谱就是典型的中美杂交中餐。"纯老中们"在美国住久了，想吃点儿地道的中餐很难，经常为不能饱口福而遗憾。而美国人，以及那些"ABC"们（注：ABC是对在美国出生的华人的简称，即American Born Chinese）和"鸡蛋"们（注：鸡蛋是对本人是西方人，但是崇尚东方文化的人的昵称，比喻他们外表是白色的，心里是黄色的。白色代表西方，黄色代表东方。反过来，外表黄皮肤的东方人，如果内心比较倾向西方文化，则被称为"香蕉"人）却津津乐道。你给他们某些地道中餐，他们可能还不大喜欢。不单是饮食，中国有四大国粹，传入西方以后，都有杂交品种。中医针灸是四大国粹之一，它是从中国"移植"过来的。但是在美国的土壤上生活久了，自然就生出了与本身的基因有些区别的"变种"，人们开玩笑称其为"转基因针灸"。如同美式中餐一样，美式针灸与传统针灸，被不同的扎针者和被扎者喜爱。一般来讲，针灸师们因人、因病而异地运用着两种针灸。

过去三十多年来，笔者看到、体会到了这种不同：针灸手法的强弱与运用；针灸针型号的选择；针灸过程中，医患双方的针感；治疗的频率和疗程；留针时间；针灸中病人所处环境；针灸过程中病人的放松状态；中医针灸的适用症；针灸医生对病人的心理安慰与诱导；对病人隐私的尊重；以及针灸师的职责范围等等方面，都有很大不同。但是不能肯定，它是针灸在美国的"畸形"发展，或是在不同文化土壤中的"嫁接"、"变种"，还是针灸在不同历史、人文环境下的"新发展"。笔者曾经激烈地排斥这种不同，认为针灸是"治病的"，现在被弄得面目全非，这是对针灸的歪解。中国的针灸是"鼻祖"，是根红苗正的正宗针灸。很多人对"变种针灸"很不服气，颇有正统中医针灸"虎落平阳被犬欺"的感觉，认为美式针灸是非正统针灸，"蒙事"针灸，"旁门左道"。多年前与中国的"正统中医"针灸专家朋友们聊天的时候，发现大部分人认为，针灸好好的一本经，在美国被念歪了。这种思想由来已久，且根深蒂固。

慢慢地，笔者看到了"新针灸"的生命力，美国人喜欢、接受，美式针灸有土壤，有效果，实用，也有商机。于是开始慢慢接受这种新发展，自己也开始运用这种新式针灸，并且客观地认识到，这是针灸在新环境下的新发展、新面貌，或许是未来针灸新的前景，值得重视。这种中美针灸不同的现象，可能会长时间地发展下去，不但不应该被批判，还应该加以研究。不过一直没有看到任何地方"正大光明"地提出，把这种"美国针灸"看作一种"新发展"。

2012年读到李永明医生写的一本书《美国针灸热传奇》，其中有一个章节"美国针灸与中国针灸的比较"。在此之前，还很少见到过这样旗帜鲜明地，把美国针灸不同于传统中国针灸的现象当作一种"比较"正式提出。至此，中美针灸比较研究，开始"理直气壮"地走进了中医针灸史。相信美式针灸绝对不能代替传统针灸，起码在相当长的历史时期内它们一定会并存。

中美针灸不同的比较有很多课题值得研究和思考：美式针灸与传统针灸有什么不同？为什么会产生这些不同？美式针灸有什么特点？这些特点是如何形成的？其效果与传统针灸有什么不同？哪些是传统针灸的优势，值得借鉴？那些是现代针灸的优势，值得推广？针灸针是不是越细越好，越光滑越好？"无针"式针灸是否有效？美式"轻针法"，"软针灸"为什么有效？不同民族的人对针灸会产生什么不同的反应？美式针灸与传统针灸各适宜于什么病症，各适宜于什么人群？为什么"没有针感"仍然有效？针灸效果的个体差异是如何形成的？针灸环境对针灸效果有什么影响？病人心理因素对针灸效果有什么影响？未来中美针灸发展趋势如何？用现代方法研究针刺的时候如何尊重针灸的传统理念？这些不仅仅是笔者这样的针灸师的疑问，相信科研工作者也希望找到答案。在相当长的历史时期内这些问题都不会有统一的结论,在针灸的实践中一定会"百花齐放，百家争鸣"。这里把笔者所经历、所见、所闻摆出，探讨传统针灸与新式针灸有什么不同，为什么不同，以及针灸的未来发展。

随着中美医学交流的发展，中国的针灸也越来越多地学习了美式针灸，正如 2018 年笔者回国所见：中美两国现在实际上是两种针灸都有，准确地说应该是，传统针灸与现代针灸。

三、中美针灸有什么不同

（一）病种及特点

1，美国针灸治疗病种权威发布

据一项"美国针灸治疗病种排行榜发布"，来自《美洲中医杂志》(American Journal of Chinese Medicine) 的研究报告文章显示 (原创：江东，针会天下，10/17/2018) ，腰痛、抑郁、焦虑、头痛、关节炎、全身疼痛、过敏、女性不孕、失眠和颈痛等十种疾病，被列为美国针灸常见病之首。

该研究报告由纽约的美国中医药针灸学会组织开展，调查对象为全美各地的针灸师，共收到 419 份有效问卷。该研究报告同时给出了针灸诊所常见的 99 种疾病，其中疼痛类疾病占到 50% 以上，是第一位的针灸适应症。第二位的是精神相关疾病，特别是情绪失调类疾病占很大的部分。不少医生说这个调查结果有些意外，因为很多美国针灸常见病在中国不常见，中国针灸门诊最常见的中风和面瘫在美国没进前十名。

此研究报告首次从针灸师角度描绘了美国针灸市场的疾病谱。文后附该文章链接。

2，世界卫生组织推荐针灸可治疗的疾病

世界卫生组织 1979 年推荐针灸可治疗的疾病有 43 种，

1996 年推荐针灸可治疗的疾病有 64 种，2002 年推荐针灸可治疗的疾病有 100 多种。文后附这三个"推荐"文章链接。

3，针灸在某些疑难杂症的治疗中往往让病人绝处逢生

针灸可以止痛似乎尽人皆知。头痛、肩痛、牙痛、颈痛、背痛、腰痛、膝痛、脚痛……不管什么原因所引起的痛症，病人都来做针灸。为了减少鸦片类药物滥用的副作用，国家健康部门正在广泛宣传，让人们以针灸取代服用鸦片止痛，并且推动保险给付针灸止痛替代鸦片的费用。其实临床医生们所见到的何止是痛症。

在美国来看针灸的经常是一些疑难杂症，是西医已经没有办法的疾病。经常有病人说："你是我最后的希望"。

辑 1 中的几位复视患者，都被西医反复检查，没有明确的诊断，没有治法，没有药物，而病症却是实实在在的在那里，按照中医思路都治好了。

一位年轻女士，因血象高被怀疑白血病，其乳房胀，消化不良，身体消瘦，脉象弦。笔者按照中医肝气郁结治疗，以针灸加中药舒肝解郁，完全治愈。西医也怀疑，"白血病怎么能用针灸治好呢"？当然反过来绝对不能说针灸能治好白血病。

足底筋膜炎，是个折磨人的病，当消炎效果不好的时候，针灸往往是最佳选择。

带状疱疹后遗的疼痛，有时候会让病人痛不欲生，针刺可以大大减轻病人的痛苦。

某些手术后遗症，针灸可能有立竿见影之效。

类似的例子很多，针灸在很多西医没明确诊断，没治疗方法，或者常规西药治疗没有效果的病症上，往往让病人感到"山重水复疑无路，柳暗花明又一村"。

4，在"亚健康状态"的治疗以及慢性病保养、保健方面，针灸呈现出极大的潜力

不少针灸师都有一些长年针灸的病号，定期或者不定期针灸治疗，有的已经几年、十几年甚至几十年了。或者有慢性病，西医反正没有办法，经常针灸可以减缓病症的发展，减轻痛苦；或者没有病，只是觉得对健康有帮助，所以经常来"保健"。患者们普遍反映，针灸以后，慢性疼痛减轻，精力旺盛，体力充沛，心理愉快，少得病，慢性病有控制。中医称其为"治未病"。

这些长期病号的情况基本上可分为三类，一是亚健康状态的调理，如失眠、口苦、沮丧、忧郁、紧张、焦虑、各种无名慢性疼痛与不适；二是慢性病的保养与维持，如高血压、高血糖、多发性硬化、脊髓侧索硬化症、红斑狼疮、帕金森；三是没有任何问题，纯粹保健，有人称为"充电"、放松，逢年过节给自己的"礼物"。针灸正在亚健康状态的调理、慢性病调养和绝症临终关怀、提高生命质量、延长生命时间等方面，显现出它优越于其他治疗方法的极大优势。从这个意义上来说，针灸已经大大超过了它的"初衷"——治病，也填补了现代医学在这些领域的一些空白，在未来医学发展中极具潜力。

有材料说，有人曾经研究认为针灸或许有成瘾性。从针灸可以提升内源性内啡呔的水平来看，这是可能的，因为内啡呔提升可以使人精神更愉悦。虽然目前没有定论，但是在新的历史时期，人们追求心理快乐、幸福的时代，如果针灸能让人精神愉悦，激发活力和适应能力，减压，减少疾病，减少痛苦，增进健康，提高生命质量，延年益寿，那么也不失为一种自然的、非药物性的、健康的身心保养方式，"成瘾"又何妨！这值得现代医学认真研究。

5，医源性、药源性病症是现代医学的新课题

现代社会中，随着医药的发展，大量的医源性、药源性病症对人民的身心健康造成新的伤害，也考验着现代医学。面对这个新课题，现代医学的应对策略显得虚弱无力。西药每产生一种"副作用"，就增加一种新药丸，连医生们都很无奈。具有"医疗选择权"的人们于是纷纷转而寻求替代医学，很多人在针灸这里，得到了极大的帮助。

例如腹部手术以后，胃肠等内脏平滑肌敏感、痉挛，针灸立竿见影解除痉挛。少腹手术、子宫摘除术后，遗留少腹痛、腹胀、阴部痛的后遗症，针灸对消除这些后遗症效果非常好。手术后遗症，有一种叫做足下垂（Drop Foot）的病症，可能由手术引起，表现为脚踝无力，完全不能主动背屈与内、外翻，造成不得不高抬膝的特殊走路姿势，严重影响正常生活。针灸治疗比较有效，可以让病人慢慢恢复脚踝的功能。脊柱、肩关节、

膝关节、髋关节手术后进行针灸，可以减少术后疼痛，促进术后恢复。对放疗、化疗后遗症，如恶心、呕吐等，针灸有很好的抑制作用。对某些药物过敏产生的药疹、荨麻疹，例如抗生素、麻醉药过敏，针灸效果很好。

针灸不吃药，不注射，不开刀，没有副作用，在医源性药源性病症的治疗方面显现出巨大的发展空间。

（二）针具

1，无痛针管进针

由于美国医学的"无痛医学"理念，大部分人认为针灸不应该有痛，把针灸看作是一个手术过程，以为麻药一打，睡一个觉，醒来病就好了。为了减少针灸进针时的疼痛，美国针灸全部用针管进针。因为针灸进针的时候过皮的感觉是最大的，过皮以后的针感因人而异，因穴而异。针管进针就解决了进针时候疼痛的问题，也更加"无菌"。

2，一次性针灸针

美国的医疗用品基本上全是一次性的，特别是注射针头，没有人用传统的循环消毒针头，为的是防止艾滋病、肝炎等传染病的传播。针灸用针也就入乡随俗，全都是一次性用针，基本没有针灸师还使用传统的多次用消毒针灸针。

3，用针型号比较细短

大陆针灸用针型号长短 1.5'、2.0'，粗细 24#、26#、28#，用得比较多。据加州卖针公司说，他们感觉中国大陆训练的针灸师们使用 1.0'、1.5'，26#、28#、30#，比较多；在美国接受训练的针灸师使用 0.5'、1.0'，32#、34#、36#，比较多。卖得最多的是 1.0'，32# 的针。从针灸师们买的针，他们也能推断出买针的针灸师是在哪里受的针灸训练。大部分针灸师们用针已经向细、短倾斜了许多，当然也要因病而异。

（三）针法

1，得气与针感比较轻微

一般来讲，没做过针灸的人比较怕针。为了让初诊患者容易接受针灸治疗，美式针灸不但用针很细，进针和运针的时候也都比较温和，尽量不做强刺激，有人把这称为"轻针法"、"软针灸"。这种轻针法的好处是，没有剧烈的针感，患者比较容易接受，有利于针灸的普及，特别适合长期接受针灸治疗者，符合现代医学无痛治疗的理念，受到西方病人、年轻病人的广泛认可。美式的"轻针法"、"软针灸"与传统的"针灸必须得气"理论有差距，但是确实有疗效，并非将就、敷衍。这对于"不得气就没疗效"的传统针灸观念是个挑战，还值得进一步研究。

当然大部分针灸师施行针刺，还是因病因人选择"软硬兼施"的不同针法。

2，电针神灯比较常用，艾灸比较少用

电针更现代化，对某些病症也确实有效，所以很多针灸师们都采用电疗仪接针灸针，对穴位进行电刺激。甚至有的美国人误解：不用电就不是真正的针灸。

也有不少针灸师只作针刺，不进行电刺激。因为人类用电不过 150 多年的历史，电针不过 60 来年，而针灸已经存在 2,000 年 以上了，所以崇尚"传统针灸"的人，比较喜欢无电针灸。

近年来，返璞归真的潮流越演越烈，传统无电针灸有可能盖过现代电针。大部分针灸师们还是因人因病而异，哪个更有效用哪个。

艾灸用得比较少，因为一般的诊室里都装有烟雾警报器，如果有烟，警报器就响了；艾灸的烟对于医患双方的呼吸道影响都不好；艾灸的气味与大麻的气味比较像，容易造成误解。由于这种种原因，所以大部分针灸诊室只针不灸。严格地说，美式针灸疗法应该称为"针刺疗法"。似乎艾灸因其存在不便，易于被误解也容易产生安全隐患，所以不会因"传统"而在美国更兴旺。

"神灯"、"红外线治疗仪"、"频谱仪"这类"热疗"仪器，因其安全、方便、有疗效，让人更舒服、放松，在诊室里用得比较多。

3，治疗频率

中国的针灸一般是十次为一个疗程，隔日一次，或者每日一次，一日两次。美国针灸不少人只针一两次、两三次。也有以十次为一个疗程的，但是间隔比较长，一般是每周一两次，也有两周一次，一月一次的。

一开始大概是由于保险不付账，病人的经济能力和可用时间有限，形成了这个治疗频率。后来发现它确实有合理性与实用性，效果也不差，于是形成了"规律"。经常有病人说，针灸以后一两天比较好，后来病症又回来一些。以后每次针灸以后好的时间会慢慢延长，直到完全好转。

复健师（Physical Therapists）、整脊师（Chiropractors）接诊时，都要事先给病人作治疗计划、评估、结论。人们对这一套比较熟悉，所以第一次看病的人，都会向针灸师要"治疗计划"。甚至经常人还没露面，在电话里就问多长时间扎一次，几次治好。虽说勉为其难，但是一般也要给一个大概的意见，以便患者计划开销和安排时间。

针灸的综合效应，大概从几小时到几天，再加上对血液循环的促进，机体自我康复能力的提升和自我修复过程，笔者认为一周一两次是有道理的。治疗频率与不同个体对针灸的敏感性，以及针灸对不同疾病所起的的作用密切相关。一般来讲，对针灸不太敏感、不太得气的个体，应该略频繁一些；慢性病、保养性问题，对针灸得气比较明显的个体，间隔时间可以略微长一些。笔者以为，美式的治疗频率是有效的、实用的。

还有一些慢性病人，治疗一段时间以后，已经对针刺不敏感了，笔者会建议患者休息一些时日，再来针灸，往往病人会对针刺再次敏感。或许人体的自愈力会"疲劳"，反复刺激可能会使其不敏感。针刺的作用是激发自愈，所以针刺的频率应该以维持其敏感，不引起自愈疲劳为宜。急性病、慢性病、炎症性疾病、免疫调节障碍性疾病患者，必须根据不同个体、不同疾病，观察病人对针刺的反应，制定不同的针刺频率。

（四）针刺过程

1，初次针灸前要交代的事情比较多

由于医疗文化差异，大部分人不知道什么是针灸，对中国人不是问题的问题，对初次接受针灸的人，必须要事前解释清楚，包括针灸前、针灸中、针灸后的各种注意事项。例如，不要空腹针灸；针灸前不要化浓妆；针后几小时不要游泳、泡澡；针灸过程中不要动，带着针动可能会有危险；针灸过程中完全放松，对取得理想的针灸效果很重要；针感可能是什么样的，酸麻胀重，甚至肌肉跳动的针感都是针灸中必要的感觉；针灸以后在几小时之内可能还有一些针感，那是正常现象等等。对于癌症、帕金森等等病症患者，一定要讲明白，针灸不一定能治好这个病，只能减轻痛苦，减少疼痛，减缓恶化的进程，这样可以让病人更理解针灸在干什么，也使针灸师减少不必要的责任风险。这些是在美国从医所要求的：让患者完全理解所实施的医疗措施。

2，针灸环境

不少针灸师都给病人准备了宽松的病号服。穿病号服，有
助于暴露治疗区域，覆盖隐私部位，也有助于病人放松，令病
人感觉更舒服，特别是能防止因为衣物太紧，阻断经络，不利
于取得最佳治疗效果。

针灸诊室比较隔音，有的有隔音墙，避免杂音干扰。针灸
过程中一般会放有利于放松的轻音乐。室内光线比较暗，或者
调成很暗的夜光灯。这样的美式针灸，融入了美国的 Meditation
（冥想）疗法，使得患者在针灸的同时，还有 30 分钟的类似气
功入静放松，有利于提高疗效，也更符合美式人文国情。

针灸诊室比不上大医院的豪华、气派，但是里面卫生、干净、
舒适，有医患适当的活动空间。不会有拥挤不堪、噪杂脏乱的
现象。

3，一人一室讲究隐私

一般讲，针灸诊室都是一室一人，很多时候针灸前需要换
衣服的时候，医生会给患者一个隐私的环境，换好以后再进去
扎针。这样重视隐私，比较符合国情，患者容易接受。

与患者讨论病情，要在一个隐私的环境里，不让其他人听见。
绝对不会有若干人围着医生看病的情况发生。

诊室设置与病案保管要符合"隐私法"的要求。例如不能
泄露病情给任何第三者。

4，推拿与指压

不少针灸师在针灸治疗以后做一点按摩、推拿、指压，特别是对于慢性痛症以及指压效果比较好的病症，以及主要目的是放松的人，对此大部分人比较喜欢，也有人不要，认为针灸是手术，能治病，按摩不治病。所以是否推拿按摩或者指压，也是因人因病、因针灸师的经验而异的。笔者不做。

（五）医患关系

1，对患者的照顾比较细致

美国针灸学校课程里面有医患沟通技巧，针灸师们对于患者的心理也揣摸得比较细致，尽量让客人感觉舒服满意。特别对于初诊患者，针灸师会把针灸的注意事项反复细致周到地交待清楚，直到患者完全理解整个过程，最后还要问问，还有什么问题。

第一次俯卧接受治疗的，因为他看不见医生在做什么，所以，针灸师会一边做事一边交待。这是由整个儿美国的人文环境决定的，不仅仅是医疗的要求。

一般来讲，顾客是商店的上帝，患者是医生的上帝。商店的售货员都是尽量满足顾客的需求，让顾客顺心；医生也尽量满足患者的需求，让患者顺心，特别是私人诊所。笔者从来没有见过售货员与客人吵架的，更没有看到过医生与患者当面吵架、打架。有抱怨，那就通过正常渠道——打官司告状上法庭，或者告到州医务署。笔者没有亲眼见过、听过肢体医闹。（近两年来，报刊杂志网络上面报道不少政治等因素引起的肢体冲突、社会秩序紊乱等，这在之前的将近三十年间是少见的。）

2，个体化对待

美国人对针灸能解决什么问题基本没有什么概念，来做针灸的人从目的看有这么几种：①确实有病痛，西医有或者没有明确诊断，没有特效办法治疗的疑难杂症，来中医针灸试图治疗疾病，或减缓病情发展，减轻症状，减少痛苦。②亚健康状态，慢性病，查不出病，或者暂时查不出病，寻求针灸对不适有所帮助。③基本没有症状，纯粹放松保养，定期或者不定期调理。也有美容除皱的，或者猎奇的。④崇尚自然医学，不希望用化学药物或者手术刀解决自己的问题，有了病症先来试试中医针灸，没有效果再去吃西药或者做手术。⑤车祸、工伤以后有人赔偿，医疗保险给付针灸治疗，公司有医疗储备金，这些"有人出钱"的患者，其目的也十分复杂。

医者要个体化对待每一位患者，了解其西医诊断治疗用药史、目前的健康状况，对于患者心目中希望达到什么目的，针灸可能在哪些方面给予帮助，帮助可能达到什么程度，都要解释清楚。对于特别怕针的人，更是要反复解释可能的针感，然后试探性地进针，慢慢寻求可能接受的最大针感。

3, 东方医德的神秘魅力

孙思邈的大医精诚与希波克拉底誓言同时熏陶着每位海外中医师,临诊时,他们与患者的沟通技巧中充分展示了东方医德。带着东方传统美德,具有东方哲学文化色彩的奥秘医术,与西方医学知识,特别是西方医学修养的有机兼容,迸发出独特魅力,使得中医针灸在西方世界所有替代医学中默默地异军突起,独树一帜,也是中医在商业大潮中神秘的软实力。

• 无论中医还是西医,做医生必须有医德。

西医学院的学生都要学习希波克拉底斯(Hippocrates)誓言:

医神阿波罗,阿斯克勒庇俄斯及天地诸神为证,鄙人敬谨宣誓,愿以自身能判断力所及,遵守此约。凡授我艺者敬之如父母,作为终身同世伴侣,彼有急需我接济之。视彼儿女,犹我弟兄,如欲受业,当免费并无条件传授之。凡我所知无论口授书传俱传之吾子,吾师之子及发誓遵守此约之生徒,此外不传与他人。

我愿尽余之能力与判断力所及,遵守为病家谋利益之信条,并检束一切堕落及害人行为,我不得将危害药品给与他人,并不作此项之指导,虽然人请求亦必不与之。尤不为妇人施堕胎手术。我愿以此纯洁与神圣之精神终身执行我职务。凡患结石者,我不施手术,此则有待于专家为之。

无论至于何处,遇男或女,贵人及奴婢,我之唯一目的,为病家谋幸福,并检点吾身,不做各种害人及恶劣行为，尤不做诱奸之事。凡我所见所闻，无论有无业务关系，我认为应守秘密者，我愿保守秘密。倘使我严守上述誓言时，请求神祇让我生命与医术能得无上光荣，我苟违誓，天地鬼神共殛之。"

——据《百度百科》译文

中医院校的学生都要学习孙思邈的"大医精诚"：

"凡大医治病，必当安神定志，无欲无求，先发大慈恻隐之心，誓愿普救含灵之苦。若有疾厄来求救者，不得问其贵贱贫富，长幼妍蚩，怨亲善友，华夷愚智，普同一等，皆如至亲之想。亦不得瞻前顾后，自虑吉凶，护惜身命。见彼苦恼，若己有之，深心凄怆。勿避险巇、昼夜、寒暑、饥渴、疲劳，一心赴救，无作功夫形迹之心。如此可为苍生大医，反此则是含灵巨贼。自古名贤治病，多用生命以济危急，虽曰贱畜贵人，至于爱命，人畜一也，损彼益己，物情同患，况于人乎。夫杀生求生，去生更远。吾今此方，所以不用生命为药者，良由此也。其虻虫、水蛭之属，市有先死者，则市而用之，不在此例。只如鸡卵一物，以其混沌未分，必有大段要急之处，不得已隐忍而用之。能不用者，斯为大哲亦所不及也。其有患疮痍下痢，臭秽不可瞻视，人所恶见者，但发惭愧凄怜忧恤之意，不得起一念蒂芥之心，是吾之志也。"

传统中药房挂的对联是："但愿世间人无病，宁可架上药生尘；横批：天下平安。"

这里传递的信息是，希望全天下的人都不生病，少生病，即使我的药卖不出去，生了灰尘，也在所不惜。

配中药的坊间挂的对联是："修合无人见，存心有天知。"

传统中医医生挂的对联是："但愿人皆健，何妨我独贫。"

这里传递的信息是，如果全天下的人都不生病少生病，我自己作为医生少赚钱，不赚钱，一世贫穷也在所不惜。

这些都在传递着东方医德的信息，希望人民少生病，也希望人民少吃药，以处处维护人民的健康为医药第一宗旨。

西方医药很早就进入了商业的大潮，以医药为生意，赚取利润为从医从药的重要目的。这就造成二十世纪末，二十一世纪初以来，世界性的医药发展偏差。中医生们那种传统美德丢失得少一些，这就使得习惯于西医服务方式的美国人民感到不同。笔者最早体会到的就是患者说的：不一样。

• "美国医生不用您这样的方式对待病人"

这是将近三十年前病人给我的一封感谢信中的一段话。节略如下：

王医生，

我想借此机会感谢您对我生活的贡献。如果没有您们，我不知道我是否会活着，更不能毕业。您给予我治疗并对我长期救助，这其中您所彰显的爱，奉献精神和慷慨是我很难想象的，它震撼着我，让我想成为一名更好的人。

我以前曾经向您表示过这个意思。我希望您能理解，您深奥的慷慨的方式，已经对我产生了影响，也许您的方式在中国是很正常的。虽然我觉得很难理解，无论如何在美国，医生不用您对我这样的方式对待病人。

　　感谢您的不一样。感谢您让我的毕业成为可能。

　　感谢您给了我一个未来。我永远欠您一份情。XXXX。

　　笔者一直在用东方的思维观察西方社会、西方人民，原来西方人民也一直在用西方人的思维方式，观察思索我这个东方人，并且比较其"不一样"。不仅一位患者，经常有患者给出他们的比较：

　　某位西医医生说，西医越科学越冷，中医不科学，但是给人以温暖和希望。某位老年女士长期观察以后以亲人的口吻对笔者说，"没好处的事别干"。某位老年女士得到笔者似乎是多于"医生"对她的照顾，也说过类似的话，"医生不干那个"。某位西医医生表示，她所受的教育就是一个症状一种药丸，她希望用中医这样自然的方法帮助病人，使得世人都得到真正的健康，而不仅仅是控制症状。不少针灸师们都表现出各种各样的"不一样"。有针灸师朋友说，秘书（西方人）拒绝了一位忘了带钱来赴约的患者，她很内疚，当时不知道，如果知道一定会先给他看病，"来都来了，让人家白来一趟，以后补交嘛，免费看一次也无所谓"。不少患者在感恩节、圣诞节会如同朋友一样，给自己的针灸师送上贺卡、一份小礼物，鲜花、巧克力、自己做的小点心等等，以表达谢意。也有人主动愿意与针灸师合影以示纪念，这都与他们在西医医生诊所的表现不大一样。

　　针灸师们显现出不一样的医德医术，患者们回馈以不一样的感恩方式。正是因为这些不一样，使得中医针灸散发着异域风情，独具风采，也使其衍生出一股神秘莫测的软实力，彰显其独特的魅力：人们更加相信针灸，经常向不同的朋友宣传针灸，有了各种不同的病症愿意来尝试中医针灸，把针灸师当作自己的家庭医生；越来越多的人欣赏、向往、信任东方医学，爱屋及乌对东方文化哲学也有了更多的期待；有人病好以后选国际贸易做专业，将来想与中国做生意；有人病好以后想去中国学习中国文化，甚至学习中医。如果将来在与中国做生意的美国人当中出现一些因为中医针灸而开始与中国贸易的人，我会引以为傲，这其中有我们这些在这里浇灌东方哲学、伦理、文化、医学思想之营养的人的努力。

（六）医疗权限

1，针灸师的医疗权限

在美针灸师的医疗权限大大小于中国的针灸师。不能开西药，不能做手术，基本不能开化验单以及其他西医学诊断性的检查（个别州例外），例如 MRI、CT、X-Ray 等等。如果有需要就问病人要，由病人把他/她的西医化验检查结果转给针灸师。针灸师的权限仅仅限于扎针、开中药。中药的含义，也是大打折扣的。因为中药在美国仅仅是营养补充剂，所以从权限上来说，任何人都可以自己开中药，不需要有处方权。只是人们有个概念，中药性质比较强烈，还是找中医生，或者有经验的营养师开个方子，效果会比较好。

对针灸师的医疗权限，各个州的针灸法有不同规定，例如有的州规定，针灸师不能作疾病诊断（西医学的诊断），只能治疗被西医医生诊断过的病人，但是慢性痛症、减肥、戒烟除外。慢性痛症只能治疗两个月，或者 20 次，没有效果就要介绍病人去看西医，进一步诊断。有其他病症的患者，如果自愿看中医师，针灸治疗之前病人要签字，表明理解这个法律，自愿选择中医针灸。

从医疗权限上说，美国中医是真正的"纯中医"。

2，针灸师兼任的事情很多

四万多名美国执照针灸师大部分个体开业，有人统计其中 60-70/% 是个体诊所，大约一多半左右的针灸师雇人帮助，另一少半左右的针灸师自己做所有的事情，或者偶尔雇人，包括病案管理、电脑输入、接电话、预约病人、做广告、买针、买药、开处方、拿中药、收费、诊室卫生、每日记账、季度年度报税。一个针灸诊室，麻雀虽小五脏俱全。很多针灸师是自己兼任所有的事情。

中国的医生除了看病扎针别的事一概不用管。这当然是由于美国针灸还是在起步阶段，比较个体化，而中国的针灸是鼎盛阶段，比较产业化。从某个角度来看，因为美国针灸师自己买中药、开中药、拿中药，他们对药品的鉴别、药性的掌握、药量的调整，会更为全面综合。

附：

（1）《美国针灸治疗病种排行榜发布》：https://www.google.

com/search?q=%E7%BE%8E%E5%9B%BD%E9%92%88%E7%81%B8
%E6%B2%BB%E7%96%97%E7%97%85%E7%A7%8D%E6%8E%92%
E8%A1%8C%E6%A6%9C%E5%8F%91%E5%B8%83&rlz=1C1AOHY_
enUS708US709&oq=%E7%BE%8E%E5%9B%BD%E9%92%88%E7%8
1%B8%E6%B2%BB%E7%96%97%E7%97%85%E7%A7%8D%E6%8E
%92%E8%A1%8C%E6%A6%9C%E5%8F%91%E5%B8%83&aqs=chro
me..69i57.1010j0j9&sourceid=-chrome&ie=UTF-8

（2）1979 世界卫生组织推荐针灸适应症：https://wenku.baidu.
com/view/d07f3439763231126edb11e7.html

（3）1996 世界卫生组织认可的 64 种针灸适应证：https://www.
xueshu.cn/zgzj/2008S1/10739337.html

（4）2002 世卫组织分析针灸治疗范围：https://kknews.cc/health/
x5j4pno.html__

四、中美针灸为什么不同

　　针灸在美国生长，首先得让美国人懂。要想让美国人理解中医很难。我在 T 州公立大学的人类学系替代医学课程的中医课上，曾经每一年都讲：不同的文化背景，不同的哲学理念，不同的医学体系，不同的人文环境，都使得中医针灸难以翻译，难以讲解给西方人听。讲中医理论要从易经讲起，要想让中医在新的环境里生根要从疗效做起。现在中医针灸既然能够进入美国，并且发展，说明这里有它生长的沃土，那就是疗效与需求。而在这种不同的文化背景、哲学理念、医学体系、人文环境中，根据医患双方对中医针灸不同的理解与需求，必然开出不一样的花朵，结出不一样的果实。

这里试图回答的是，中美针灸为什么不同。

（一）现代针灸的历史责任不同于传统针灸

西医进入中国大概有一两百年的历史。在西医进入中国之前，在没有化学药物和手术刀的时候，中药针灸在中国已经有两千年到五千年的历史。这么长的历史时期中，作为医学手段，针灸中药是中国人民治疗和预防疾病的唯一手段，它必须治病，它也确实担当起了如此重任，在很多关键时刻起到了起死回生的作用，繁衍了我们如此泱泱大国，并且确实积累了许多宝贵的经验，由医书传承下来。

中国历代的医书中都有针灸中药痊疾愈病，甚至施行外科手术的记载。《华佗传》有载："病若在肠中，便断肠湔洗，缝腹膏摩，四五日差，不痛，人亦不自寤，一月之间，即平复矣。"这是讲肠子有病，服用麻沸散以后实施手术，切断病肠。也讲到针灸中药下百日死胎，"汤针既加……果得一死男，手足完具，色黑，长可尺所。"

自从近一二百年来，抗生素引领的西药和手术刀传入中国，西医开始受到人们广泛的喜爱。试想，现代如果发现肠子有病，有谁用两千年前华佗的方法进行手术呢？如果发现妇女有百日以上的死胎仍留在子宫内，是外科刮宫术、引产术、剖腹产术更安全，还是针灸中药下死胎更安全呢？当一个病人气息将绝的时候，你是马上针灸人中、煮人参汤来挽救生命，还是进行急诊抢救，输氧、开通静脉通道更快捷更有效呢？

二十世纪，特别是二十一世纪以来，当起死回生，大病、危重病，甚至普通疾病的治疗，都有了西医西药，以更直接、精准、确切、快速、安全、便利的方式，承担起这些重任的时候，中医针灸就有了它不同于古代的任务。在新的历史条件下，不同的医学环境里，不同的文化背景中，中医针灸激发了新的生命力，萌生了新的历史责任。治疗的病种，实施的方法，都有了与几千年的传统中医针灸所不同的发展与变异。这一点，不仅仅是美国针灸与我们传统的中国针灸不同，中国的针灸也在经历着这种转变，不知不觉中正在承载着新的医疗责任。而美国作为西医的重镇，二者的不同更加典型罢了。

（二）无痛医学的理念

中美人们对医学的理解不同，美国的医学是无痛医学，比较重视在医疗当中不给病人增加痛苦。所以人们的理念中，看医生作治疗是不痛的。作胃镜、肠镜全都先打麻药，生孩子都打麻药，这已经是产科的常规生产方式。而中国以前没有打麻药生孩子的，否则电视剧里面那些生孩子痛得龇牙咧嘴的画面就不用拍了。牙科作根管治疗、深洗牙，痛得钻心，也没有打麻药这一说，当然这是五十年前的老皇历。不过新皇历也没有打麻药做针灸的吧。我就遇见过若干位患者问能不能先打麻药，再做针灸。

针灸在一开始以及大部分时间中被宣传成不痛，没感觉。这是因为中医针灸要想得到大部分美国人的认可，一开始必须尽量接近他们无痛医学的理念，然后从疗效上慢慢承认针灸的效果，再培养他们习惯针灸时候的针感。所以不少美国人第一次接受针灸时，都认为针灸过程中病人应该是没有感觉的，扎针使他有感觉了，他就认为你扎错了。

中医讲酸麻胀重是针感，没有针感效果不好，针灸师要运针让病人产生针感，叫做得气，得气了就达到了中医学的要求了，效果才好。但是，美国人不能准确地区分酸麻胀重，这种感觉对他们是陌生的，大部分人会形容感觉怪诞（weird），奇怪（strange）。也有不少人，只要有感觉，不管酸麻胀重，一概说痛。对这种怪诞感觉，人们有不同的反应：比较开明一些的人，会尝试去体验、接受，并且从效果中承认它，甚至喜欢它；有些人本身已经很痛苦，西医又治不了，大部分也会尝试慢慢接受它，并且从效果中承认它；被朋友介绍来的，通常朋友被针灸治疗以后已经有很好效果的人，已经从内心承认针灸，也会很愿意接受新的感觉；以尝鲜的态度来看中医的人，非常怕痛的人，以及已经被某些宣传洗脑，认为针灸没感觉的人，比较难以接受这种"怪诞"的感觉，他们或者认为你扎错了，或者不喜欢这种感觉，可能会从此再也不肯针灸。例如，针内关穴，如果动手指会很痛，有的人不理解，一边动手指一边说针错了，赶快拿下来。

笔者在北京的针灸科了解过病人的感觉，大概一半的人说针灸时有针感，酸麻胀重；针灸师扎针的时候，病人得气会平静地说"有了"；有一小半的人说痛，但是他们没有龇牙咧嘴地表现出来，也没有与别人交流痛的感觉，认为这很正常；只有个别人说很痛，但是也只是说，"这个大夫扎得很痛"，基本上没有人说因为痛以后就不扎针了。

也就是说，人们在心理上，对针灸过程中可能出现的感觉的预期不一样，疼痛的感觉也会因为种族与文化的差异而不一样。针灸师们只能揣摩不同患者的心思，分析每个人"理想中的针感"，尽量减少疼痛，降低针感，采用针管进针，多用细针，少运针，多醒针，多交流沟通，以寻找能够接受的最大针感，培养他们慢慢接受针感。

（三）针灸在美国的地位

针灸在美国的地位是"替代医学"、"非主流医学"。正如前面提到的，人们有了病主要还是依靠西医来解决，那是他们的主流医学，传统医学，正统医学。早上开车到西医医生的诊所、西医医院的停车场和候诊室去看看，座无虚席，连一个停车的位子都难找到。有的医生的预约排到三、五个月以后。人们对主流医学的依赖是显而易见的。中医针灸只是替代、补充一下他们的主流医学。西医医生对他们治不好的病，也会介绍病人去看中医针灸，反正没法子了，权且一试。患者们一般是抱着试试看的心理，或者减轻一些痛苦的心理来看中医。有时候嘴里说：你是我最后的希望，其实心里也还是试试看的想法。

慢性病人，特别是慢性疼痛患者，有的针灸以后不痛了，于是对于针感乐于接受；有的人本来就不舒服，来针灸是找舒服的，不太愿意接受不舒服的针感，容易接受比较细的针、无痛轻针法。效果也还不错，病人感觉好。剧烈疼痛、痛得出汗还来找针灸师的比较少，另当别论，要特殊处理。

不少人认为针灸不治病，只是止痛。有位右上腹剧烈疼痛患者，手术切除了胆囊，没找到结石，患者还是痛，来做针灸止痛。针前疼痛指数 10/10，针后 0/10。患者认为，不痛了，就不需要针灸了，准备回去西医那里"看病"去了。很多人的观念中，针灸只止痛，不治病，而西医药物、注射、手术是可以治"病"的。

有的患者本来有预约，打电话取消预约，理由是："我感觉不舒服，病了，不能来看你，等我好了再来"。开始接到这样的电话，中医师都会奇怪，"病了不看医生，好了再看医生，我们在这里干什么呢？"后来这样的情况多了，也就见怪不怪，明白人们的心理：有了病要看西医，没病的时候可以看针灸，解决疼痛、慢性小毛病等等。总之针灸是不治病的。

针灸在美国的这种替代医学地位，有些人不太清楚。他们可能从对针灸不信，很快就转变成迷信。有一位术后伤口不愈合，并发溃疡两年的患者，我按照中医的阴疽辩证，以温阳补血、托疽生肌的方法，针灸加中药治愈了。患者于是介绍一个朋友来看病。这位是血栓闭塞性脉管炎，剧烈疼痛，双脚溃疡坏死，发着腐臭的气味。这个病有时候发展得很快，西医可以立即截肢以控制病情发展，保住患者的生命。但是患者认为，朋友的溃疡是被我治好的，那么他的溃疡我应该也能治，并期望着完全依赖中医针灸，不看任何西医而治好他的病，那怎么能行呢？

在中国，这种患者要吃中药，大剂量的汤药，例如四妙勇安汤加减，配合针灸，一般是住院，有可能保守治愈。在美国？不行。针灸是替代医学，万一病情迅速恶化，可能危及患者生命。所以只能马上介绍他去看西医医生。

替代医学的地位使得人们对于针灸的想法和期望与针灸可能提供的帮助很不一致，有些病我们也没有办法尝试，即使是中医可能解决的病证。针灸师们必须记住自己的医疗地位，不要因为病人的误解而耽误了病情，还要注意免责。

（四）中美价值观有差异

在美国，针灸经常被用于治疗一些感受性的问题，例如止痛，缓解紧张，让病人感觉舒服、放松，以及慢性病的长期维持，癌症放化疗副作用的缓解，甚至临终关怀。这些问题在中国可能没有什么针灸市场。中国人对于不治病的治疗比较不重视，讲究能忍就忍，不花这个钱，反正治不了病，甭耽误这个功夫。

美国人比较重视个人感受，追求愉快。所以美国的止痛药、麻醉药用得比较普遍，医生开药比较大方。现在有了一种方式让人们感觉舒服，减少痛苦，又是自然疗法，不是化学药物，不用开刀，没有副作用，于是趋之若鹜。这些都造成美国针灸所看的病种与中国有区别。

这种价值观不仅中美不同，也是因人而异的，同时与患者对针灸的期望值很有关系。例如，同一个病：颈部肌肉张力障碍性振颤，一位患者治疗了一两次，觉得效果不大，就停止了治疗，认为"针灸没效"。另一位患者，针灸了四五次才慢慢感觉有一定的好转。到 20 次时已经有 95% 的好转，本可以停止治疗了，但是患者希望 100% 治好，而且完全好转以后还要再每周一次做维持治疗。其价值观是，西医反正是没有办法，中医能让他不振颤，花一些钱值得。并且理解，针灸是一种理疗，不是止痛片，不能指望几次治好，有比较长时期治疗的思想准备。

针灸对更年期综合征导致的潮热、失眠、阴道干涩等效果很好，但不是每个人经过几次治疗更年期的症状就没有了，不少人要坚持一段时间的治疗，直到度过这个阶段。有些人的价值观：缓解症状，提高了生活质量，值得针灸；也有人觉得，不是治病，能忍就忍。

（五）病种使然

也正是由于替代医学的地位和中美价值观的不同，美国针灸看的病，很多是慢性病、亚健康状态病症，有些就是放松、保健，抑或是维持治疗，甚至美容除皱。所谓"relaxation，wellness，maintenance"，还有人干脆说需要定期调养（tune up）。从某个角度讲，针灸正在成为人们保健养生的一种健身疗法。这些诉求很多时候是以舒服保健为主的，一般不需要太强烈的手法。细针，轻进针，慢捻转加醒针，就可以了，这种轻针法符合调养的需求。疼痛、疑难杂症和真正有病来寻求中医针灸的，在临床仍然占一多半的比例。对于这些病种的治疗，有的时候必须采用传统针法，运针得气，才能见效。

一位七十多岁很怕痛的患者，本来经常调养身体，都是用细针轻刺，但是有一次患了双手麻痹的病症，不得不尝试用比较粗比较长的针，提插捻转，强运针以求得气的手法，事前反复解释，患者愿意试试。结果一次治疗就确实有效，四次就完全解决了问题，患者从此相信、接受了这种传统针法治疗。

总之，选用什么针，运用什么针法，要依据病种和病人，不死板地强调得气，因人而异，慢慢培养患者接受适宜的针感，是异国他乡的针灸实践中一项艰巨的任务。

（六）法律使然

不是危言耸听，有不少"没做亏心事，半夜听到鬼叫门"的事发生。俗话说，害人之心不可有，防人之心不可无。在美国做医生，必须想到如何保护自己。其实中美皆然，中国的法律也是愈来愈完善。美国法律是针对美国文化定的，中医是外来文化，针对针灸这只螃蟹，美国的法律不知如何"下嘴"去"研究"，遇到问题在法律上仍然会沿用他们的传统条文，那真是"秀才遇见兵，有理说不清"。如果遇到一个因为误解而造成的官司，无论有理没理，先要搭钱、搭时间，请律师应对官司。最典型的莫过于加州老爷爷给小孙子拔罐治病，小孙子的学校看到孩子背上的淤血，起诉孩子的父母虐待孩子的案子。在中国不是问题的问题，在美国成为刑事案，拖了一两年才解决。一个官司下来很可能会让人倾家荡产。所以针灸师们一般都是因人制宜，多多解释、改进针灸方法，以病人理解、满意和感觉舒适为好。针灸可能出血，遗留有针感，拔罐会留有淤血痕等等问题，事前都要反复解释，甚至让病人签字，不要造成误会，以免引起不必要的法律麻烦。这就使得针灸师们增加了许多针灸知识和医疗经验以外的工作。

每年针灸师们的再教育课程上，律师都来讲课，告诫法律规定与变化，谈一些违法案例以警戒大家。例如，在与朋友吃饭的时候，朋友说了一些不舒适，你顺口说了某种中药，结果朋友吃过以后拉肚子，反过来告你。这个官司你输定了，因为你根本没有病案纪录可以呈堂。类似匪夷所思的案例年年都讲，针灸师们不得不处处小心以防文化误解被告。

总之，不同的人文环境、哲学背景、医学需求，使得中医针灸在异国他乡有了新的生路、新的发展。虽然其发展仍然良莠不齐，但是总的趋势是，中医针灸正激发出新的生命力，萌生出新的历史责任，承担起新的历史使命。

五、如何让异域他乡的人接受针灸和针感

正如上面提到，美国医学是无痛医学，临床碰到的最大问题是，如何让他们接受针感。

（一）针前告知

初诊病人扎针之前，要反复强调针灸中可能的感觉，解释针灸不是无感觉，要通过针感来得到效果。很多针灸诊室贴出

一份"针前必读"，说明针灸之前、针灸当中、针灸以后的注意事项，把可能出现的问题事前都说明。例如，中医需要望诊，针前不要化妆，身体上尽量不要涂抹油膏等，不要空腹；针灸过程中不要动，尽量放松；起针后可能有少量出血，少数病人会有瘀血，针灸之后针感可能会持续一段时间，那是正常的；针后不要马上洗澡、游泳、做剧烈运动等等。这些东方人理所当然知道的问题，全要白纸黑字地写下来，像是手术须知一样。

对每位新患者，都要花很多时间，把注意事项、可能发生的事情一一讲清楚。最后一定再问两遍，你都明白了吗？还有问题吗？确定全懂了、没有问题了才开始针灸。如果有人听了以后有顾虑，说与她/他所了解的针灸不一样，以为"没有任何感觉，就是睡一觉，起来病就全好了"，那么我们宁可放弃治疗，也绝不下针。治疗时，每个穴位，进针前一定告知病人可能的针感，例如，这个穴只是像蚊子咬了一下；这个穴基本没什么感觉；这个穴要有酸胀感；这个穴可能会有触电一样的感觉窜向腿。这也符合医生医疗告知义务，与病人医疗知情权。

（二）让效果说话

尽量在第一次针刺时候见到效果，这很重要。

有一位四十多岁的患者，双腿无力，怕冷，膝关节软。看过西医，做过各项检查，没有发现什么有价值的检验结果足以做出诊断，希望针灸帮助他变得强壮一些。同时他很怕针，问能不能先给他打麻药再针灸，当然那是不可能的。我想他表现的是痿症，是其病，取其法：治痿独取阳明。足三里是要穴，必须得气。经过简单的介绍说明以后，小心地进针。针管进针的时候一般是不痛的，然后慢慢地推捻而进，并且注视着患者的表情，他眼球定在一个地方，也不时地看我一下，知道我在集中注意力关照着他，所以很放心地体会着针感。我还不断地问：有没有沉、重的感觉？患者缓缓地说道："有了，沉，重，一种奇怪的感觉。"因为没有突然而来的疼痛，他比较放心了。这时候，我暂停一下，让他回想一下，并且告诉他，这就是针灸，有感觉，但是你是可以接受的。有了这第一支针的经验，患者去掉了大部分的疑虑和害怕，然后仍然是慢慢地每一针都缓缓地引导得气，特别是内外膝眼，那种酸的感觉与足三里还不大一样，我嘴上不断地解释可能的针感，手下小心地进针，眼睛始终注视着病人表情的变化，直到放完所有的针。取穴不多，是足阳明经最容易得气的穴。醒针后，又是缓缓地起针。患者感觉不错，针后下地，一站到地上，他马上说："I feel I am regaining energy。"后来他成了一位忠实的针灸信徒，经常回来"充电"。也不再惧怕针感，每次放针的时候都会主动告诉我，"有感觉了"，"沉了"，"重了"，"酸了"，并且喜欢这种感觉，认为有了这种感觉，就像充上电了。痿症、麻症、虚证甚至痛症，大部分真正有病的，都需要得气。所以事先判断可能的针感是很重要的，一般来讲，只要真正有效果，在病人有思想准备的情况下，不太严重的感觉，都是可以接受的。

（三）因人因病而异

一位几十年经常发作的偏头痛患者，来诊的时候正痛得厉害，头脑不清楚，疼痛指数 10/10。为了先止痛，用 30 号、1.5寸针刺了足三里、足临泣，痛立减，疼痛从偏头转到前额，又加上陷谷。虽然均没有大力提插捻转，只是着力推针缓慢而进，得气即止。但是这时候患者已经开始出现晕针。马上把所有的针全部起出，让其舒舒服服地躺十分钟。十分钟以后，询问患者，其偏头痛还有 3/10。于是再次进针，这次没有取得气，只是用比较小比较细的针，浅进针，不运针，做维持治疗。醒针以后起针，自述偏头痛还有 1/10。对针刺的效果表示满意。

对必须有针感才能有效的病，就要向病人多多解释。例如某位手足麻刺的患者，比较怕针，先进行了大方轻针法，效果不明显，后来改用内外关、阴阳陵泉、三阴交悬钟、昆仑太溪对刺，反复解释治疗方法，并且保证如果不喜欢，马上停止，患者答应试一试。于是缓慢进针，先让其体会手足有一点点感觉的效果，使其增强信心，也有了思想准备，接受了比较强捻针穴位对刺的治疗。第一次针后病人马上疼痛没有了，四肢末端也有了感觉。六次针刺均用透刺法适当运针，病人痊愈。

某些没有大毛病的就尽量不要太强刺激，例如有的患者只是喜欢针灸时候放松的感觉，把针灸当作放松疗法，这样的患者又何必让他／她去忍受针感呢？用轻针法，不必提插捻转。给他／她创造一个能够放松的环境，放些轻音乐，室内灯光调得很暗，紧张工作之余，静静地躺三十分钟，真是一种不错的放松疗法。也有人喜欢完全暗，不要任何灯光；还有人怕黑，让你开着大灯。这一切全都依着患者，怎么放松、怎么舒服怎么来。

从这些例子来看，用多长多短、多粗多细的针，进针手法是强是弱，醒针时间的长短，完全根据患者的病证，对针灸的接受和认识程度，主观上对针灸的希望，能够接受的程度来决定。

这一点上中医与西医的思维不大一样，西医比较讲究量化，不同人药量基本上是一致的。大肠镜检查前泻药的应用，那个量所有的人全是一样的，西方比较肥胖的人，二百多磅的体重是那个量，东方比较瘦小的人，一百多磅体重的人也那个量。结果东方人反应就比较大，恢复得也比较慢。中医比较人性化，因人而异，比如针灸手法，如果太强调运针得气，有时候可能会适得其反，不但治不了病，还造成反感；而有的人，有的病不作强手法，就治不好病。现在的针灸科研设计，比较强调双盲，统一穴位，统一刺激量，统一手法，似乎不大符合因人因病而异的特异性极强的人性化针灸。这给针灸"科学化"管理，带来了极大的挑战。

（四）小心谨慎地处理各种特殊情况

针灸师不但要回答来访者们以西方文化的思维提出的东方医学文化中的问题，还要十分留意在针灸过程中可能出现的意想不到的表现。

有人会在扎针或者醒针的时候接电话。有的患者手上、腿上全放上了针，却会抬起手、腿来，指着某个针说：这个针太痛。

有一次，患者俯卧在病床上接受针灸，醒针期间睡着了。我进去起针惊醒了患者，他带着满背上的针，从病床上跳下来就往门口跑。我想他是睡糊涂了，赶快拦住解释，患者立刻明白了。这件事可把我吓坏了，在针灸技术上，所谓背薄如纸，最忌深刺，患者这样带着针跑，万一针进深了，或者弯针、断针可怎么办？

自此以后我更加小心，对认为可能睡着了的患者，进门去起针的时候，会轻轻地开门，先轻轻地告知：时间到了，我来起针。尽量使患者自然醒来，不要被惊醒，以避免发生不必要的意外。对于知道可能会有深睡眠，又对针灸不太理解的病人，前胸后背一律用比较短的针，以免动的时候发生意外。身体上也尽量不在两骨之间、两筋之间进针，以免动的时候弯针、断针。

现在，针灸以前，我会反复告诫患者，手机关掉，针灸的过程中不能接手机电话，不要动，必须全身放松，否则可能有危险。特别是对初诊者，一定要让他们读"针灸初诊必读"。有电子邮箱的电话预约者，来看病之前就把注意事项发给他们，让他们先看明白，早一些有思想准备。

（五）满足不同的针灸需求

各种疑难杂症患者，遍求中西无效者，如心绞痛、胆绞痛、顽固性呃逆、多囊卵巢、不孕不育、CREST 综合症、嗜铬细胞瘤、手术后遗症等奇奇怪怪的病证患者来针灸者，屡见不鲜。

为了痊愈，他们愿意承担任何针感。有的患者明白针灸不一定能治愈病症，但是希望减少一些不适感。有人已经安排了手术，手术之前试试针灸，希望避免手术。这时候，就要因人因病而异地调整针灸技法，满足需求。所以针前了解患者对针灸的想法、想要达到的目的、以及特殊需求，解释针灸对他 / 她的可能帮助，都很重要。

不少人寻求针灸帮助放松、保健和维持维护。所以relaxation，maintenance，wellness，是针灸的一大任务。你去问吧，美国人大概人人都有精神紧张的问题，需要放松，所以relaxation 是很常见的诉求，这一点似乎在中国比较少。有的人，什么毛病也没有，但是定期调整，对保健有好处，或不定期地来做 wellness，还有些人确实有些问题，也不求治好，但经常调整一下，对病症的预防、维持，减轻症状、减缓恶化有好处。例如，前列腺肥大；得过癌症，好了，希望通过调整预防复发；坐得太久劳累性的颈肩紧张疼痛；帕金森定期保养；多发性硬化不定期调整，以求得到较好的生活质量等等，这些被称为maintenances 治疗。有人说他 / 她将要出去度假，来针灸就是调整一下，希望有好的精神和体力去度假。这样的"患者"，一般不求针感，最好不要引起任何不舒服。

六、针灸师是医生吗

西医是美国的主流医学，中医针灸是替代医学的一种。中医生们被称为针灸师，迄今为止官方并不承认针灸师是医生，只有极少数的州承认 OMD，即"东方医学医生"，但这个"医生"与西医医生 MD 的含义有极大区别。虽然从官方正式的称谓和职权限制上看，针灸师不是医生，但是从知识结构和所干的工作看，真真正正地是医生。中医针灸本身就是医。不做西医学的诊断，不等于心中没数。每一位患者的诊断都心中有数，被西医诊断过的不用说，即使没有被诊断过，根据症状，可能是什么病，心中也有个大概了解，经常会判断为某病待查，例如类风关待查，多发性硬化待查，帕金森待查，头痛待查，乳癌待查等等。

（一）看过西医的患者，正式的医学诊断是什么

有了西医诊断，就有了中医针灸治疗的基本依据。只要有个"病"在哪里，它的病因、病机、症状，西医的治疗、预后，中医可能的帮助等等，医者心中就有了一个基本了解。再问患者的症状，看看这位个体有什么特殊的表现，然后根据中医理论辨证认识。例如溃疡性结肠炎的中医治疗，不外扶正、驱邪，如果患者一直吃抗生素，西药正在那里驱邪，中医就主要扶正，益气摄血、健脾止血、升阳补血来辅助西医的治疗，配合针灸补气壮阳。不用抗生素者，中医就把驱邪扶正的责任都担当起来，既升阳益气，又清热祛湿，燥湿健脾，这是典型的西医诊断明确，中医辅助治疗。

作为中医医生，最想要了解的是患者现有症状、病史、医药史和正式的医学诊断。不少患者来看病的时候，缺乏以上内

容。如果这样汇报病情：我 13 岁就病了，一直吃药，大学的时候跟别人非常不一样，开过三次刀，结婚以后更厉害了，现在医生说我还要开刀，你能救救我吗？没症状表现，没医学诊断，怎么治病救人？

再如果，西医医生说需要辅助肝、辅助胰的针灸和中药治疗，询问患者有什么症状，回答：没有，我很好。你进一步把"十问歌"里面的问诊全问遍了，他全都回答，很好，没事。类似这样的情况，患者看过西医，讲不清楚正式的医学诊断，没有任何症状，我们就很难用中医的思路辨证治疗，经常需要反复慢慢询问，甚至要从用药反推到底西医诊断是什么。

（二）有明确西医诊断的患者注意症状与诊断是否符合

某著名医生曾经说过，医生看病有三成是误诊，门诊看病，误诊率将近一半；如果住院，医生看了，讨论了，检查化验全做了，误诊率也往往达到30%。

因为病情可能发展，早期症状可能不准确，甚至有假象等。所以西医医生确诊过的病症也要十分小心，避免贻误病情。

一位已经被西医正式诊断为面神经麻痹的患者，由神经科医生介绍来针灸治疗。问诊中我注意到她面歪症状是"渐进"性的。一般来讲，面神经麻痹都是突发的，昨天没事儿，今天早上一起床脸就歪。这位患者是在过去两周以来，慢慢地出现脸歪的症状，而且进行性加重，越来越厉害，西医已经排除了脑中风。最主要的是，用常规治疗面神经麻痹的方法针灸几次，没有任何进展，病情仍然在进行性加重。我于是用手检查她耳下腮腺，在患侧腮腺的部位触诊到有坚硬肿物，已经2cm×2cm，质地坚硬，表面不光滑，不能移动。心中一沉：腮腺癌？但是没有病理报告，不能100%确诊。而且我的职责是"不做西医学的诊断"。于是我据实告诉患者我感觉到了什么，希望她再进一步检查确诊，但没用"癌"这个词。从面神经麻痹到癌，对患者是个巨大的冲击，没有确凿的证据，最好不要下这个结论。其实有基本医学常识的人从"渐进性、坚硬、表面不光滑、不能移动"这些词汇应该猜到了。患者说医生很明确是"面神经麻痹"，我于是请患者寻求"second opinion"，并且特意叮嘱上面几个关键症状体征一定要告诉医生，而且尽快。几个月以后这位患者与家人特意一起回来看我，告知，他们去看了另一个神经科医生，被转到肿瘤外科，诊为腮腺癌三期，很快作了手术。

一位以肩痛为主诉的患者来看病，她已经看西医两个月了，没有好转，由西医医生介绍来试试针灸。针了两三次不见任何好转。这时我发现，她的一侧眼睛比另一侧眼睛突出。问她有没有甲亢，她说没有。我考虑，甲亢的突眼一般也是双侧对称性的突出，不会单突，于是提醒她要告诉正在看的西医医生。看着她一次比一次更加突出的单侧眼睛，我已经比较肯定，她有一个"占位性的病变"把单侧眼睛给顶出来了。但是那是什么，我不能肯定，不过看速度长得这么快，不是什么好东西。我明确地告诉她，不能再等了。最后她被确诊是胃癌脑转移。

一位被确诊为痔疮的患者，我做肛门指诊，在距离肛门6

CM 处，查到脓血，提醒患者赶快去再看肛肠科，最后确诊为大肠癌。

这些案例以后，我对于西医已经确诊的病例也十分小心。真真应了那句话：看的病越多，越胆小。西医确诊过的病证，必须观察病症是否符合诊断，如果有不符合，必须尽早提醒患者转诊。

（三）对没有被西医评估过的患者，做到心中有数

那些没有被西医评估过，自己愿意先试试中医针灸的患者，在进行中医辨证论治的同时，对他们的西医诊断一般也是心中有点儿数，起码是某某病待查，中医针灸可能有什么样的帮助，什么情况下必须由西医解决，心中都必需有底。

一位中年女患者，主诉疲乏无力，心慌。检查的时候，注意到她的乳腺部位似乎不对称，一边比较大。我用手一摸，心中一沉，一个 2cm×3cm 左右的肿物赫然在那里，坚硬，不光滑，与周围组织有粘连，活动度不好。我没有做任何诊断，只是和声细语地告诉她：你要立刻看妇科医生。还怕她不够重视，特意眼睛盯着她，把这句话一个字一个字的重复两遍：你必须立刻看妇科的外科医生。她若有所思地走了。半年以后她告知，确诊为乳腺癌，并且立刻作了手术，切掉了一侧乳房及其周边的淋巴结，现在很好。她表示，看到我严肃的表情，已经猜到自己得了什么大病，也感谢当时立即转诊。

一位中年女士，单侧手臂与腿足无力几个月了，患者希

望先试试针灸。根据症状表现，我考虑可能是脊髓侧索硬化ALS、进行性肌萎缩等运动神经元性神经科病症，于是从第一次起，一直强力推荐患者去看神经专科。每次针刺都作一番评估与说明，把这些疾病一一与患者的症状比较，告诉患者这些可能性。患者预约到四个月以后的神经专科医生，最后确诊ALS，还好她一直有这些思想准备。

患者们大多理解美国针灸师的地位、医学训练背景，理解针灸师就是医生，特别是根据他们的医学体验，他们都默认针灸师就是医生。

（四）知之为知之，不知为不知，不断学习

国外每天看的病人，杂七杂八什么都有，不像大陆的中医生都有专科，妇科、儿科、内科等等。内科也分得非常细，消化系统、呼吸系统……甚至只看肝病等等。这里经常会碰到疑难杂症，病人看了一大圈医生，没有法子了，才会想到来试试中医针灸。笔者碰到过内外妇儿、神经精神、皮肤、外伤、医源性、药源性、一般保健、癌症等各种病人，有些病甚至是世界性的医学难题，为此不得不经常查找资料，认识疾病，研究病情，不断学习。笔者第一次看到 CREST 综合症的时候，花了很多时间研究它的病因病机，西医病理及治疗、预后，以及中医的可能帮助等等。虽然针灸师们的医学水平、修养良莠不齐，不过都会尽其所能好好学习研究。

（五）有时候也会给一些"医学的看法"

一位女士带着她肺癌晚期的妈妈来看病。针灸当然治不了癌症，她只是来止痛、保养。女士问我："你认为我妈妈还能有多长时间？"一开始我不想回答这个问题，第一那不是我的职责范围，第二，这个问题很难说，怕估计不准确。她于是解释说，她们其实早就有思想准备，西医现在也没有办法了，只是在等着那一天的到来。但是如果一两年的话，她不可能完全辞掉工作，在家等着，无论如何她得去工作挣钱。而如果三个月，她或许可以暂停工作，在最后的时间多陪陪妈妈。其实看到她妈妈已经出现恶液质的现状，笔者已经有想法，只是不愿意说，听她这么说，于是说出了想法：我不做这种正式的医学预测，不过根据经验，应该不超过三个月，最短可能二三周。她于是不再说什么。大约三个月以后，她特意来到笔者的诊室，告知，妈妈在看我之后二周半就去世了。非常感谢我能告诉她实话，她停了工作，在妈妈的最后时间里完全陪在妈妈身边，使妈妈走得很安详，她自己尽到了责任和义务，没有任何的遗憾。

总之，在这个特殊的医学环境、尴尬的医疗地位处境下，针灸师们顶着非医生的头衔，干着医生的事情，甚至比西医医生还要知识丰富，因为他们必须中西贯通，各科全才，不断学习，潜心钻研，还要小心谨慎地规避潜在的责任风险。

七、针灸热与中药冷现象

对西方人来说，中药是一个比针灸难以认识的学问。从 1972 年尼克松访华后针灸被美国主流发现，到 1997 年针灸针被 FDA 正式承认为医疗器械，美国官方认识针灸用了二十到三十年的时间。要给美国人五十年，甚至更多一些时间来认识中药。毕竟我们自己花了两千年，甚至五千年的时间认识它。一个简单的概念 "草药是药不是食"，要花几十年的时间让西方人来理解。而我们所能作的就是加强宣传，加强实践，以缩短这个时间。

一位患者接受西医手术的时候被感染，得了坏疽性溃疡，双小腿腐烂，一直服用各种各样的抗生素与类固醇。他寻求针灸帮助，拒绝吃中药。其实这种情况下针灸的帮助非常有限，而中药益气助阳化腐生肌，应该比抗生素和类固醇都重要。可是患者不理解。这样就没有办法帮助他。

一位中年男士花钱来针灸戒烟，他同时患有慢性下肢静脉郁阻性溃疡，正等待截肢。笔者知道有些病人可能被中药治愈，从而避免截肢，于是劝他试试中药，想保住他的腿。但是即使为他减免中药费用，他仍不愿试中药。这是一个典型的观念而造成的针灸热、中药冷案例。其实来自中医故乡的人都知道，在中国，中药比针灸治病的范围要广得多。针灸只是大的中医医院里面的一科，而中药分内、外、妇、儿、皮肤等等许多科。中国的针灸科看的大多数是肌肉、神经问题。美国的针灸师看的是内外妇儿大杂科。在美国，针灸以后给病人一些中药，还要解释，这是 supplements。有不少病是中药治好的，病人也把功劳记在针灸的头上。

　　美国人对针灸作了不少研究，1998 年底 NIH（国家卫生研究院）召开会议研究针灸作用原理，做过不少的课题。著名的西医医学杂志经常刊登大样本的针刺研究结果。无论结果证明针刺有效或者无效，他们在研究。相比之下，对中药的研究少之又少。据传 NIH 每年都有替代医学的研究经费，包括中医，但是很少有人申报中药课题。针对这种针灸热、中药冷的现象，中医生不得不把中药作为针灸的辅助，推荐给病人，而不是处方给病人。

　　当看到 NIH 的研究会议上说，针灸是治疗病人的，并不针对正常人，我心中一喜：美国主流医学终于承认针灸可以治病，而不仅仅是止痛。要过多少年才能听到他们的主流医学说一句："中药是治病的，是药物，不是食品补充剂，一般来讲并不针对正常人"呢？

辑四

医药滥用与禁用

一、案例思索

（一）肠激惹综合症

中年女士，因为便秘和便泻，或许流感，看了家庭医生、顺势疗法医生、消化专科医生等，被诊断为肠激惹综合征IBS、寄生虫病、小肠细菌过度生长SIBO、肠瘘综合征等。服用医生们给的益生菌、镁，以及七种营养补充剂。

诊治：胃腹胀痛，大便时干时泄，食欲下降，只能吃一些香蕉、沙拉。两个多月共掉了八磅体重。睡眠不佳。面色灰暗晦涩，没有光泽，舌尖红，苔略厚，不黄，脉象沉弱，不数。

施以健脾和胃兼舒肝之法针刺。

嘱，忌食生冷（特别是被流行认为健康的沙拉、香蕉、冰水等）、油腥厚味，以鸡汤面、米粥调理。

二诊，自述已经自动停用所有的药物，病症大有好转：胃腹疼痛没有了；大便正常，每日一次，不干不稀；睡眠好；食欲好，体重增长了。面色明亮，上一次的晦暗、憔悴没有了，脉象略弦，比上一次有力。舌苔已退，舌尖仍然略红。

三诊，痊愈。

嘱，其体质敏感，任何药物、营养品、食物都要注意。

笔记：

1，无论是 IBS 还是 SIBO，都是胃肠功能性紊乱，这种病实际上不用吃太多的药物，注意饮食调养，是可能自愈的。患者被应用了多种复杂的营养补充剂，含有许多草药、微量元素、维生素，造成气机壅滞，自愈力紊乱。

2，自从停用这些药物，再加上患者遵医嘱，注意饮食调养，很快痊愈了。胃肠功能不好最忌生冷、沙拉等性寒滑肠的食物，应该用温热稀软有营养易于消化的食物。

3，两个多月的问题，两次针刺，没有用药，治好了。患者感谢医生，其实是患者自己的自愈力治好了自己的病，针刺只不过提供了一个较好的内外部环境，激发启动自愈力，排除了干扰自愈力正常工作的障碍。

（二）按照西医药理研究拼凑中药方剂常年服用

中老年女士，希望以针灸进行胰腺、肝脏、脾脏以及其他内脏治疗的辅助调理。

反复询问，患者没有任何症状。其要求针灸的原因是，多年前有过寄生虫病，用草药治疗以后好了，很相信草药，于是一直服用自然疗法营养师开的草药汤药调理。几年前发现肝功异常，有过一次胰腺炎急性发作，胰酶异常，于是开始服用营养师开出的辅助肝脏、胰腺的中药散剂，并且定期针刺调养。

那个散剂药方由将近二十味中药组成，每次开两个月的量，用完了去查肝功，然后继续吃药。其组成，不是按照中医方剂组方原则，而是按照中药单味药的西医药理研究，辅助肝脏、辅助胰脏等拼凑而成，没有中医辨证。

笔记：肝转氨酶略高，胰酶有时候略高，患者没有任何症状，按照西医对单味中药的研究拼凑成"辅助肝脏、胰腺"等的方剂，连续吃中药多年，这种治疗有滥用中药之嫌。而且那些辛香发散、苦涩之品有时会导致肝功能异常，停药就好了。用药两个月后查肝功，不正常，再继续吃，造成恶性循环，长此以往反倒可能导致疾病。

这类问题在西医为主的环境下屡屡发生，因为这符合他们接受的教育给与的认知。

（三）痛经

青年女士，痛经、月经不调。

初潮开始痛经，周期不准。前几个月卵巢囊肿手术，术中顺便烧掉了一些异位的子宫内膜。术后一直间断出血不止。

因为出血，给了避孕药。用药后，呕吐，因剧烈呕吐去看急诊。医生怀疑脑子里有问题（估计或许呕吐呈喷射样，怀疑脑压增高），做了脊髓穿刺，脑脊液检查结果正常。后开始头痛，因剧烈头痛再次看急诊，收入住院，被诊为脊柱性头痛，认为系脊髓穿刺的洞没有愈合所致，住院四天。医生说患者今后不能再用任何避孕药了，对月经不调，只能给些止痛片。

月经再次来潮时，崩漏不止，血色鲜红。

因为腹痛再次看了医生，超声波显示卵巢巧克力囊肿，建议再次手术。患者对西医失望了，决定停止西医的治疗，试试中医。

按照中医的调理气血、舒肝解郁、健脾补肾、滋阴固本，开始针药并用治疗。

两周后，B超显示，卵巢囊肿没有了。再两周，B超显示，卵巢囊肿没有复发，月经基本正常，痛经好了。正在备孕。

两年后，患者怀孕，成功顺产一子，母婴平安。

笔记：

1，一般来讲，用避孕药治疗月经不调，似乎已经成为了妇科的常规手段，不少病人因为长时间用避孕药，体内激素紊乱，内分泌失调，以至后来停了避孕药也难以怀孕，这样的例子屡见不鲜。这位患者的副作用是呕吐，所以应用避孕药治疗月经不调要因人而异。

2，太轻易地应用强烈的诊治手段，例如手术切除卵巢囊肿，以及后来的脊髓穿刺，都给患者带来了副作用。

3，回忆一下西医治疗经历：月经不调、痛经—卵巢囊肿、内膜异位—手术摘除囊肿、清理内膜异位—术后出血不止—避孕药—剧烈呕吐—脊髓穿刺—剧烈头痛—脊髓穿刺孔未愈合—住院观察—月经不调、痛经—卵巢囊肿—手术。

可以看到，患者的症状从痛经，月经不调出发，转了一大圈，又回到原点痛经、月经不调。这中间的医疗诊治手段，包括手术、避孕药、脊髓穿刺，除了给患者造成不必要的伤害，以及未来可能的医学隐患，又起了什么作用呢？

（四）吃中药吃出甲亢？

中青年女士，失眠，紧张，焦虑，双手颤抖。

患者一贯体健。旅游去中国，某城市坐堂医诊断患者肾脏虚弱，肝脏有毒（患者理解为西医意义上的肾、肝），带回一些保健品，五、六种中成药，够吃九十天。观其成分：冬虫夏草、人参、黄芪、当归、灵芝、鹿茸等等。

患者用药一个多月，出现失眠、紧张、焦虑，双手颤抖。脉象弦数，血压偏高。

嘱患者不必针灸，也不必吃药，建议停用这些中药，查查甲状腺功能，例如促甲状腺激素（TSH）。

月余复诊，上次血化验 TSH 有一点不正常，被怀疑轻微甲亢，嘱其观察，几个月以后复查。她于是停用了所有中药，失眠、紧张、焦虑、双手颤抖慢慢全好了。再去查 TSH 正常了。

笔记：这个案例岂不是可以被认为中医一大"罪状"：中药可能导致甲亢？

没病别吃药，药补不如食补。谨记《内经》所言："大毒治病，十去其六；小毒治病，十去其七；常毒治病，十去其八；无毒治病，十去其九；谷肉果菜，食养尽之。"不仅医生要这样做，还应教育病人以及整个儿社会都这样做。

这件事以后，笔者把《内经》这段话的英译打印出来，放在候诊室作警语，提醒人们，药物都有副作用，包括营养补充剂，没病不要乱吃药。

（五）甲状腺摘除后

中老年女士，心慌，被诊为心房纤颤。

多年前发现甲状腺结节，做过病理检查，结果正常。为了预防发展成癌前细胞，"一劳永逸"，手术切除了甲状腺，术后一直服用甲状腺素。几个月前，因心率不齐、心慌，双手颤抖，看过医生，被诊为心房纤颤。也看过心脏专科医生，做过心脏压力测试检查，吃过阿司匹林，以降低中风的风险。

后来血压也高，又看心脏专科医生，开始服用降压药。吃过以后，血压降了，心率降了，但是仍然心慌，悸动不安，双手颤抖。几个月来为此已经看过医生七八次，没有调整甲状腺用药。患者自行应用了综合 VB 等多种营养补充剂。

考虑到目前症状可能与用药有关，不调整用药，很难治愈，简单向患者科普甲亢的症状，建议复诊内分泌专家。也建议减量那些营养补充剂。

患者在网上查，认为自己的症状确实与甲亢相似。

患者后来电话告知，看过另外两位内分泌专家，第二位医生给换了药。换药以后心率快、心律不齐、心中悸动不安、双手颤抖、血压高等症状全好了。降压药以及各种营养补充剂也没有必要吃，全停了。

笔记：

1，据研究报告，妇女甲状腺结节的发病率是 20% 左右，这其中90%是良性的，大概7-15%可能发展为恶性。为"预防发展为癌"，就手术摘除了甲状腺，这是不是"过度医疗"？

2，服用甲状腺素类药物的患者如果发现心率快、手颤、血压高，首先应该想到药品与用量是否合适，寻找原因，而不是不管原因就对症吃药。幸亏患者后来换了医生，改换了药物。

3，综合VB的处方，仔细看看就知道，那里面B族维生素的用量超过每日需要量的许多倍。有患者每天用某种综合VB，若干天以后出现饥饿、出汗、心慌、失眠等等类似甲亢的症状，停药就全好了。因此所谓的营养补充剂也不是可以随便吃的。

4，应该把收集患者用药史当作常规检查项目，将主诉、症状与用药（西药、中药、非处方药）综合考虑。

（六）药物性眩晕无力

老年男士，虚弱无力，头晕。

数天前开车的时候，自发昏迷，然后车祸，被紧急送往医院。被认为是血糖过低（患者有糖尿病史），所以先有昏迷，然后发生车祸。

患者多年来服用降压药、降糖药、降胆固醇药。检查化验单，胆固醇122。问其为什么要吃降胆固醇的药？患者说医生让吃就吃。

患者虚弱无力、头晕，自述旋转样的晕。看诊交谈之间，已昏昏睡去。

患者及其家属都略有医学常识，交谈之中也觉得血化验胆固醇 122，还吃降胆固醇的药，不合常理。

患者自行查看十多年来的血液化验单，胆固醇一直在 200 以下，年年下降，近几年一直在 140 以下，直到最近 122。于是自行停服了降胆固醇的药。几天以后诸症皆好转。

笔记：他汀类降胆固醇的药物造成的肌肉无力很常见。多年前曾经有患者因为连续服用降胆固醇的药物两年，造成痿软无力，直至去世。据说 FDA 立案审查他汀类药物的副作用，有一位服用他汀类药物的患者还参加了他们的实验组。后来他汀类药物的副作用，包括肌病、肌痛、肌炎、横纹肌溶解等都被写进药物说明。

这个案例进一步说明，中医临诊必须把用药以及西医检验和诊断当作常规病史采集。

二、滥药的社会经济根源

滥用药物（包括西药、中药、处方药、非处方药、营养补充剂等等）的问题，医生当然有责任，但是患者本人也有责任，这牵涉到一个教育问题。为什么这样说呢？因为患者本人也并不愿意损害自己的健康，但是他们被"教育"，被"洗脑"了。用药的益处被过度渲染，滥药的害处被极大忽略。医生和社会应该教育百姓不要滥用药物。在这一方面我们的社会舆论教育不但不够，而且有纵容之嫌。

为什么说滥药受到社会的纵容呢？因为滥用药物虽然伤害

了滥药人的健康，但是使得某些人受益，主要是药厂、药品开发商等等。没有滥药人，哪来他们的生意兴隆？因此他们极力宣扬药物的好处，推销新药。另外，由于舆论导向教育，使得滥用药物的人大部分不认为自己是受害者，而认为他们是药物的受益者。

在这里我们不得不追述一下，过去百年来，我们的医学导向是如何诱导人们滥药的，以及滥药为什么有如此强大的医学导向，它的社会经济根源是什么。

（一）百年来的医学宣传导向

吕嘉戈的书《挽救中医》中，引用汉斯.鲁斯克的著作《洛克菲勒药品帝国的真相：＜药品史话＞》称，有人把美国医学会（The American Medical Association）称为"医药垄断集团"或者是"医药托拉斯"，这个医药托拉斯的创始人就是洛克菲勒。

洛克菲勒本来是一个商人，拥有自己的洛克菲勒利益集团，早在几十年前，它就把商业的巨掌伸向了医药业，"形成一个世界范围的网络"，"创造，建立和发展了远非人类思维所能想到的工业帝国"，他们官商勾结，利用舆论和法律的力量"将各种形式不鼓励使用药品的疗法排除在行业之外"，这也是为什么中医中药在美国发展会遇到重重阻力的最主要原因之一。

这里的"商"就是指以洛克菲勒为主要力量的药品厂商、新药开发商。那么"官"是指些什么人呢？"美国食品药品管理局，美国公共卫生服务部，联邦贸易委员会，商业服务监督局，陆军医疗部队，海军医药局中的 XX 以及全国成千上万的卫生官员们"。

"每一个不和医药托拉斯结成联盟的行医者都会被掠夺成性的托拉斯的医生们斥责为'危险的江湖医生'和骗子。每一个公共卫生学家，如果试图采用自然手段而不采用手术刀或者有毒的药物、疾病分离血清、致命的毒药或者疫苗来让病人恢复健康，他马上就会遭到这些医学暴君和狂人最严厉的斥责，最大限度的攻击、诬蔑和迫害。"

"医药垄断集团或者医药托拉斯，美其名曰美国医学会，不仅是这个时代存在过的垄断集团中最卑鄙的，而且是最傲慢、危险、专横的组织，它一直致力于操纵一个自由的民族。任何及一切通过安全、简便、自然的疗法进行治病的方法肯定要受到骄傲自大的美国医学会医生托拉斯的领导们的攻击并被他们斥责为假冒、欺诈和哄骗。"

几十年来，他们雇用写手，收买舆论，利用免费资助和赞助所带来的巨大广告效应，给美国人，世界人民洗脑，告诉他们吃药的好处，新药的好处。通过立法来排除异己，保证他们滥药的政策畅行无阻。

反对的声音并不是没有，不少有识之士在为自然医学而呐喊，倡导人们不要过分依赖化学药物。针灸在美国的逐步合法化，中药作为食品补充剂可以在美国销售，替代医学在美国的悄然盛行就是一些明显的例证。但是相对于"主流医学"的西医，目前中医中药不但不能与之平起平坐，而且处处被"主流医学"所管制。例如在某州，针灸只能做减肥、戒烟和慢性疼痛治疗，人们有病了，要先看西医，被评估过以后，才能来看中医；没有被西医评估过的病人，中医生不能看，否则非法。医务署自己也觉得这样做有点过分，于是依据病人权利法制定了一份让病人签字的表格，大意是说，针灸师已经介绍我去看西医了，但是是否去看西医，这是我的权利。病人签了字，针灸师就没有责任了。这既符合了法规，也照顾了病人"有选择医生的权利"的自由，充分体现了针灸、中医的"替代医学"地位。

但总的来讲，反对的声音相对于强大的西医势力，是小巫见大巫。

（二）药物生产的巨大经济利益

让我们设想一下，如果人们不滥用药物，那么，多少医生将失业，多少药厂将要关门，多少药厂的工人将要失业，多少药品开发商将会没事干……

举个例子：

《世界周刊》在2005年1月2日，以"镇痛药拉警报，制药业痛苦不堪"为题，揭示了一旦药品的销售量下降，将给制药业带来的经济危机。

文中说：

Vioxx作为一种新的止痛药，非常受消费者和医生们的喜爱，2003年销售额达到25亿元。但是，2004年默克药厂宣布，停止销售Vioxx，原因是服用该药会使病人心脏病发作和罹患中风的危险性加倍。该药停止上市以后，导致该公司盈余大幅度下跌，不得不宣布大批裁员约 5500 人。

看，仅仅一个新药的停产就造成 5500 人失业。

全球最大的制药公司辉瑞药厂（Pfizer）所生产的希乐葆（Celebrex），是一种对于治疗关节炎和其他疾病引起的疼痛非常有效的药物，所以曾经被广泛使用。2004 年希乐葆的年销售额曾经高达 19 亿元。但是 2004 年底辉瑞药厂不得不宣布，据最新研究显示，如果病人服用高剂量的止痛药希乐葆，将会增加心脏病发作的风险。虽然该公司并无计划收回这种广为用来治疗关节炎的药物，但是该消息犹如重磅炸弹，其股票当日就下跌了约 12%，导致该公司市场价值损失约 259 亿元（以上内容均引自《世界周刊》2005.1.2，企业经营版，Page10）。

不知道有没有人作过统计，有多少用过这两种药的病人，并不是必须用这两种药，也就是说，这两种药物到底危害了多少人的健康，它们的止痛效果与给人们带来的危害相比，在多大的程度上可以称作药物的滥用？

不仅西药，巨大的中药产业链养活了多少农民、工人和经销商？减少中药的生产，又会造成多少工厂关门、多少工人失业？

是否可以这样说，当今世界化学药物与中药的生产已经与世界经济的发展息息相关。依靠着人们的滥药，养活了多少药厂，养活了多少工人。从这个角度来看，就可以知道，制止滥药是多么的艰难，它会遭到来自许许多多方面的阻力。

中国自从国门打开以后，滥药开始"进口"，医药收入记入国民生产总值，滥药对 GDP 的增长"贡献"很大。

当"医"与"药"从国家体制、"公费医疗"逐渐走向"自主经营"，从东方哲理"教育和医学不是生意"而逐渐进入到商业大潮以后，滥药宣传更是堂而皇之地出现在各种商业广告之中，为之带来巨大的商业利益。

当医药的成功与否，与它带来的经济效益挂上钩的时候，治病救人为主的医学宗旨已经变了味道。

（三）医学教育的方向

再来看看我们的医学教育，一位西医医生对我说：他希望找到治愈 (cure) 疾病的方法，而不是如同当今的医疗教育告诉学生的，一种症状就给一种药丸，把医生训练成药物的处方机器。

健康是全方位调养的结果，如精神恬淡，饮食适宜，合理运动，而非仅仅追求那些指标的正常。人类建立那些指标正常值，本来是为了检测和衡量"健康"的，现在却相反，变成以调整指标的正常值为目的。长寿老人最重要的是心态，现代文明病哪一个与心态无关？高血压、高血脂、糖尿病、心脏病，哪一个与精神、饮食、运动无关？

中医针灸是替代医学，西医是主流医学，但是哪一个主流医学能治愈以上那些文明病？它们在控制症状、减少并发症上有无与伦比的功劳，但是那些降压药、降胆固醇药、降血糖药、治胃酸药，哪一个不是告诉病人要"终生服药"？不错，关键时刻需要西药与手术刀，但是"痊愈"仅靠化学药物与手术刀行吗？要靠启动自愈力。能够自愈者，虽死能生。《扁鹊仓公列传》："故天下尽以扁鹊为能生死人。扁鹊曰：'越人非能生死人也，此自当生者，越人能使之起耳'"。

如果患者有健康意识；如果我们的医生以"治愈"为目的；如果我们的医学教育更多的让未来的医生懂得如何提高人们的健康水平，而不仅仅是学会一个症状给一种药丸的本领；如果我们的媒体把人类健康作为准则；如果我们的饮食观更注重健康为本，而不是仅仅让人"吃得多"、"吃得香"、"吃个够"……那么人类的健康水平将真正提高。

（四）医药应该进入商业化的市场吗

1，中国古代医药不是生意

大学第一年的医古文课上老师就说过，中国古代有两个行业不是生意，一个是教师，另一个是医生。教师挣的是"束脩"，医生以救死扶伤为目的，而不是以赚钱为目的。明代商人胡雪岩在生意场上赚了钱，想要行善了，才想起开药店，就是传承至今的胡庆余堂。

过去药店上面的对联是："但愿世间人无病，宁可架上药生尘"。

医生诊室的对联是："但愿人皆健，何妨我独贫"。

古代最赚钱的两个行业是"当官"与"贩私盐"。当代美国两个工资最高的行业，一个是律师，另一个是医生。

2，现代医药已经进入了商业大潮

现在医疗是一种商业行为，称生意。医生是要赚钱的，不挣钱而"治病救人"，会被认为是傻子，有毛病，或有其它企图。三十年前，有位八十五岁女士来看病，她行动不便，钱也不多，我给她一点额外服务，她大惑不解，看病的过程中一直以狐疑的目光打量我。看过病后，大概看我确实没有其它企图，终于以母亲的口吻告诫我："医生不干那个"。另一位八十六岁女士看到我有时候做些额外的服务，以长者的口吻教育我："没好处的事别干"。人们在思想深处已经把医药看成是赚钱的工具，对不赚钱而进行的医药服务难以理解。

在美国贡献是以另外一些形式被体现的，例如作义工、捐款等等。中国人讲的雷锋精神，无私奉献，默默无闻的付出，"舍己救人"，与硬梆梆的美式观念激烈碰撞着。

现在即使在中国，这种"医疗不是生意"的观念也已经改变，典型的表现是为了推销中药，厂商们的宣传五花八门，这一点中美皆然。中医以治病为目的的本质，没病别乱吃药的理念已经成为过去式，代之以吃中药美容、长寿、保健，甚至长高个子、增进智力，总之没病也要吃药。现代社会中，医药已经成为有巨大商机的赚钱行业。

3，药物是不是吃得越多越好

医药的这种现代应用，违反了中医古训："病有久新，方有大小，有毒无毒，固宜常制亦。大毒治病，十去其六；常毒治病，十去其七；小毒治病，十去其八；无毒治病，十去其九；谷肉果菜，食养尽之，无使过之，伤其正也。"《素问·五常政大论篇第七十》（注：有毒指性质猛烈的药物，无毒指性味平和的药物）

在这里，中药被称为"毒物"（Toxin）。其毒性被分为五级：大毒、常毒、小毒、无毒以及食物（谷肉果菜）。举例来说：大毒：如砒霜、巴豆；常毒：如甘遂、大戟、芫花；小毒：如苍耳子、杏仁；无毒：如当归、芍药；食物（亦药亦食）：如大枣、薏米、山药。

真正的中医从来不说"草药没有副作用，长期食用没有问题"这样的话，而是主张，没病不吃药，即使有病也不用"大毒"纠"小偏"，而是谨遵古训，"无使过之，伤其正也"。使用食物治病，也讲究病人的体质与食物的寒热温凉，相互协调。例如，西瓜偏凉，生姜偏热。药物没有好坏之分，人参亦能杀人，砒霜亦能治病。从某种意义上说，食物与药物没有严格的界限，关键在于是否对证以及用量如何。广义来说，许多疾病是可以通过食物治好的。换句话说，许多小毛病不必大动干戈地"医药一番"，小问题被治成大毛病的例子还少吗？再换句话说，现代医药（中西皆然）的作用被大大地夸大了。

有位名叫特鲁多（Edward Livingston Trudeau，1848—1915）的美国医生说："有时治愈；经常缓解，总是安慰……"（to cure sometimes；to relieve often；to comfort always……）其实这

就是医生的全部作用。

西医西药的夸大宣传有"科学"依据，并且以不吃药、不动刀的结果吓唬病人，又把副作用明明白白地写在说明书里面，吃不吃是病人的选择，逃脱了医药副作用的责任，病人的选择就很无奈。泰诺 (Tylenol) 因为含有对乙酰氨基酚，它的说明书中，Warnings 里的第一句话就是"严重肝损伤"（severe liver damage），但是人们还不是照样吃。

哪一个长寿的人是吃药吃长寿的？哪一个人的健康是因为多吃药？反过来，有多少人吃药吃出病来的？多少人越吃药病越多？

现在商业化的炒作和运用中西药物，既危害了人民的健康，也在不断地丑化药物的作用，是医药未来发展的巨大隐患。

4，医药收益该不该成为 GDP 的一项

GDP（国民生产总值）是衡量国家经济发展水平的重要指标，但是医药收益不应该列入国家 GDP 之内。药物的开发与销售（无论中药西药）、医院的治病救人，这两者都不应该成为赚钱的商业行为。简单的道理，药物销售得少，医院收入少，总体来讲说明人们比较健康，生病少。用药物销售、医院收益衡量国家的经济发展，这没有道理。药物卖得越多，医院越是忙碌，手术室的手术越多，只能相对证明人民健康水平下降。难道希望人们吃越来越多的药来发展经济？做越来越多的手术来增加国民生产总值？希望医院的生意越来越红火以提高国家

GDP？

2016 年中国医药健康产业《投资促进报告》的"前言"中说：
"医药行业是中国经济的重要组成部分。"可以看到，医药行业只能增产，不能减产，人民必须努力吃药、看医生、做手术，才能促进国家经济发展。这合理吗？

无论西药还是中药，是药就会有一定的副作用，比较健康的准则是，能食不药、能针（针灸）不药、能中不西、能药不刀，而不是极力夸大药物作用、推销五花八门的医疗手段以赚钱，以此来增加国家的经济发展水平。

西药滥用的结果众所周知，相对还算在"明处"。中药在美国根本不是药，被当作食品补充剂，人人可以随便得到，滥用更加严重。最主要的是"中药（食品补充剂）不能治病"这个管理原则，使得中医生们应用中药受到极大的限制，也时时冒着违法用药的风险。这样的中药滥用与"偷用"的结果，使得 FDA 对中药（食品补充剂）管理得越加严厉，很多有效中药一个一个的被禁用，请看下面几件说不清，理还乱的中药乱象。

三、如果告诉你这个中药能致癌，你还会吃吗？

如果一个中药被标明：

"此商品含有加州政府知道的能导致癌症，或者导致生育缺陷，以及其他有害生殖功能的化学成分"，那么请问，这个药你还会吃吗？

是什么"剧毒"药被标上这个标签呢？

所有的中药，包括草药：当归、白芍、枸杞子、山药、陈皮、川贝、茯苓、甘草、大枣……成药：逍遥丸、六味地黄丸、四君子丸等等，都必须要被加州的中药厂商贴上这个标签，否则不能出售。没有这个法令的其他州，从加州买来这些中药以后，只能把标签一一揭下来再用。

这是真事，不是笑话，也没有危言耸听。笔者当年亲自把这个标签儿从大枣、山药等中药的包装袋上揭下来的。

21 世纪初从加州买进的中药，无论成药还是草药，外包装上全被贴上了这个大概 5 cm 长，1.5cm 宽的标签（见插图），标签上写道：

" Under California Proposition 65: Warning: This product contains chemical(s) known to the State of California to cause cancer or birth defects or other reproductive harm".	根据加利福尼亚州 65 号提案：警告：本产品包含加利福尼亚州已知会导致癌症或先天缺陷或其他生殖伤害的化学物质。

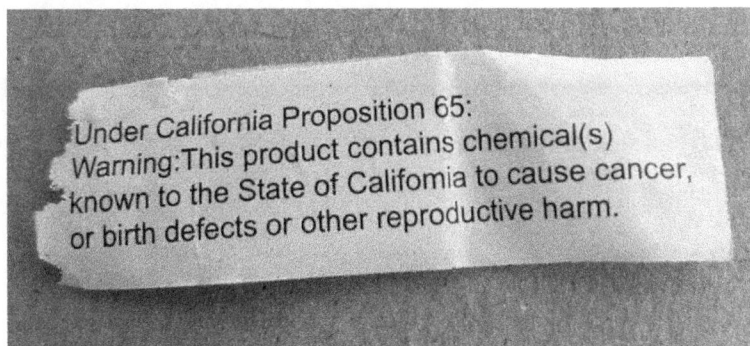

说起来是笑话，但是加州当时是当作法律来执行的。"违法"有可能被逮捕坐牢。

据百度百科介绍："加州 65 号提案,即《1986 年饮用水安全与毒性物质强制执行法》,于 1986 年 11 月颁发,其宗旨是保护美国加州居民及该州的饮用水水源,使水源不含已知可能导致癌症、出生缺陷或其他生殖发育危害的物质,并在出现该类物质时如实通知居民。" 根据这个法案,当时有 700 多种化学品被列为该类化学品受到监管。该法规规定,化学品清单至少每年修订和再版一次。这个法案后来被修改过多次。

那么 2000 年左右为什么加州卖中药必须贴这个标签?中药有什么"毒",迫使加州需要按照 65 号提案警告购买者此产品有毒呢?除了与那七百种化学品有关以外,主要与当时中药"西进"面临的局面有关。

1997 年美国 FDA 批准针灸针成为了医疗器材,这就在某种程度上认可了针灸的医疗作用,民众对针灸的信任度提高。在这个东风的推动下,针灸师们在临床实践中也理所当然地开始比较大量应用中药,尽管仍然被称为食品补充剂。民众也开始对这些"食品补充剂"趋之若鹜。由于中药不被管控,除了针灸师,百姓、其他医务工作者也开始尝试中药的甜头。中药在"非药之旅"中,遇到不同的医疗体制、法规差异、管理漏洞,开始出现水土不服,酿生出不少所谓的"中药事故",衍生出"中药致癌"、"中药有毒"等风波。

这要从世纪之交时候的一场"防己减肥引起肾衰案",和另一起"麻黄有毒"案谈起。

四、防己减肥引起肾衰案

这件中药有毒案发生在世纪之交的 2000 年左右。起因是九十年代初，比利时一家减肥诊所，在他们的减肥西药混合处方中添加了我们的中药防己，后来发现不少病人肾衰，就此造成了"中药肾病"的恶劣影响。一位名叫 Richard Blackwell 的中医师，在 1996 年 1 月的美国英文《中医杂志》发表文章，比较完整地叙述了比利时瘦身治疗中发生肾损伤的事情经过，下面是节略译文（若译文有误，请以原文为准）：

比利时瘦身治疗中发生肾损伤
"Kidney Damage from Slimming Treatment in Belgium"

摘自："涉及中药的不良事件与行业反应"（"Adverse Events Involving Certain Chinese Herbal Medicine and the Response of the Profession"）

作者：Richard Blackwell

中医杂志 1996 年 1 月，总 50 期

（JOURNAL OF CHINESE MEDICINE NUMBER 50 JANUARY 1996）

1991-1992 年间，比利时一件涉及中药的严重中毒事件最近曝光了，一些年轻妇女因肾衰竭被送入医院。调查最早发现的 9 个病例显示，她们在那段期间一直吃同一个瘦身诊所的药，

这个药是由医生开的，而不是草药师。这个诊所做瘦身治疗15年了，没有过这种问题。但是1991年瘦身胶囊的配方改变了，加上了两味中药，新处方是：

Cadcara 20-15mg	药鼠李
Acetazolamide 25-45mg	乙酰唑胺
Belladonna Extract 1-2mg	颠茄
Cortex Magnolia Officinalis 100-200mg	厚朴
Radix Stephania Tetrandra 100-200mg	汉防己

无论如何，第二味中药肯定不是汉防己，或许是广防己，也或许是还不知道的一种毒物。

除了上面的配方以外，这个诊所还给大多数病人开了一种胶囊，其成分包括安非他命、芬复拉明、安非拉酮和镇静剂氨基甲酯，并且为她们皮下注射朝鲜蓟榨取物和氨茶碱。许多人认为这是一个极端可疑的治疗。

比利时医学院和医学委员会已经提醒医生们，不要开食欲抑制剂及利尿剂组成的瘦身产品。同时中草药从业者也都明白，无论厚朴还是汉防己传统上都不是用来减肥的。而且很明显，他们没有根据中医药原则进行诊断，也没有在个体化基础上开处方。这些病人同时采用了低卡洛里饮食，这或许提高了减肥治疗的效果，（因而说这个药减肥）是没有意义的。

自从比利时第一次发现的报告至今，共报道了53个肾脏衰竭病案，这些病人都需要肾透析，也在最后器官移植的观察中。十分清楚，这是一个非常严重的状况，因此搞清楚错在哪里是非常重要的。这些肾损伤病例仅仅出现在配方中加了中药以后，因此毒性反应一定与这两味中药有某种关系。

　　……第一个令人关注的问题是在这种胶囊中，检测出了马兜铃酸A和B，汉防己中是没有马兜铃酸的，只有广防己中才有。

　　一个确切的可能是，这种胶囊用的不是汉防己而肯定是广防己。广防己含有马兜铃酸，它能产生肾毒性反应。无论如何广防己的潜在毒性在中药学中是知道的。在中国应用没有出现过这种毒性……在这个诊所，这种草药不是被严格训练过的草药师开的，也不是根据中医理论开的……而且与异乎寻常的西医处方药相混合。

　　……

　　从一系列肾损伤的悲剧中，可以获得几个教训：

　　• 中药必须并只能由有完整中医教育的从业者处方，并按照中医诊断原则，因人而异地单独处方；

　　• 带有潜在毒性的中药与现代西药混合应用时，或许有一些以前不知道的后果。当具有一定潜在毒性的草药与现代药物混合使用时，由于药物的代谢和生理作用可能加剧草药的毒性，会导致以前未知的后果。这显然是一个需要进一步讨论和阐述的重要问题。一些重要的工作已经做过——已知具有潜在毒性的草药产品清单已经列出。

　　• 由草药提供者提供适当鉴定和合格管理是保证中药安全应用的关键要素。

　　上面讲的是1991-1992年比利时减肥诊所错用中药，引发病人肾损伤案，至1995-1996年被曝光的事情。

　　无独有偶，同期中药麻黄被滥用，例如用作减肥、当作食品添加剂给减肥的病人吃，造成升压、心率加快等副作用，也引起了媒体的关注。看看麻黄是如何被滥用的。

五、麻黄遭滥用——从魔丸谈起

2000 年 7 月，笔者收到一封广告信，号称卖一种"魔丸"。

Magic Herb Diet Plus Formula With Chromium Picolinate 100% Fat Loss While Retaining Muscle Appetite Control Reduce Sugar Cravings Creates Higher Energy Levels Increased Stamina and Endurance All Natural Herbal Product. Two of the Most Effective Fat Busters in one Capsule.	草药魔丸 含有吡啶甲酸铬的食品补充配方 • 100％的减少脂肪，同时保持肌肉健康 • 控制食欲 • 减少食糖的欲望 • 创造更高的能量水平 • 增加耐力和持久力 全部是自然草本产品。 一粒胶囊相当两倍最有效减脂素

在现代美国，肥胖已经是相当普遍的问题，人们对减肥产品趋之若鹜，这款魔丸正是在此风潮之中应运而生的。作为医生，可不看你的广告词说得多么动听，看的是成分：

"麻黄、可乐果、山茶花、瓜、白柳、海带、甘草、西伯利亚人参、螺旋藻、黄芪、南非醉茄、吡啶甲酸铬"。

吡啶甲酸铬本身是一种被允许的、能添加到保健食品中降糖抑脂、减肥增补、强肌健体、增进免疫的营养添加剂，再加上中药益气的人参、黄芪，以及被称为"脂肪燃烧弹"的中药麻黄（这是按照西医药理的看法，在中药理论里，麻黄是发汗药），以及流行在北美地区的其他减肥成分，这个处方足以构成"强力" 脂肪燃烧弹，被称为魔丸真是有道理。但是黄芪、人参、麻黄，作为中药，它们不是"减肥药"，是补气药、发汗药，是配在方剂里面作为中药处方开给病人的。中国人从来不会把它们放进食品里，作为减肥的食品补充剂来吃。中国有卖"麻黄糖"、"麻黄饼干""含麻黄的减肥胶囊"的吗？但对减肥有强烈欲望的美国人这样做了。

可以看出，这个方子完全是按照西医药理对单味中药的研究而"合成的"，并非按照中医理论进行处方。

其实，2000 年已经是麻黄风波的尾声了，早些年添加了麻黄的食品和减肥丸造成血压高、心脏病的风险已经被 FDA 发现，并且进行调查，药厂这是在"顶风作案"哪！可见他们一定是有油水可赚的。另外据说 FDA 最担心的是有人用麻黄制造冰毒，有人假借食品补充剂之名进口中药麻黄实际上是用于制造冰毒。正是因此，到 2003 年底，2004 年初，FDA 终于发出"麻黄禁令"，禁止麻黄产品进口美国。此禁令一出，对当时的中医从业者，包括卖药的、用药的都造成了极大的影响。

下面就是《今日针灸》记者对在美国的一家日本中药厂商的访谈。该文客观地反映出当时中药面临的严重局面。

六、麻黄禁令的影响有多大

《今日针灸》采访闻丹医生

摘自《Acupuncture Today》Volume 5，Number 10，October 2004

（译文若有误，请以原文为准）

没有人比闻丹（音译）医生更了解美国 FDA 最近对麻黄实施禁令的后果。闻丹医生是美国著名药品公司 Honso 的总裁。这个公司从 2000 年开始在美国销售中草药，同时也向针灸师和其他健康工作者销售十二种不同的成药。麻黄禁令 4 月生效，强令公司停止销售含有麻黄的产品，这影响到几百种中成药和全国的许多厂家。《今日针灸》为此采访了闻丹医生……

《今日针灸》（以下简称 AT）：下午好，闻丹医生。Honso 在美国销售中药有多长时间了？

闻丹医生（以下简称 DW）：Honso 是日本厂家的子公司。母公司在日本自从 1930 年就存在了，1970 年它成了一家药厂，2000 年开始来到美国，在亚利桑那州凤凰城，至今四年了。

AT：你们卖多少种不同的产品？

DW：我们有两条线卖中国经典方药。一条是零售线，卖那些在日本不需要处方就可以在药房买到的药，这条线有 17 种产品。现在根据麻黄禁令的要求，我们减少到 7-10 种产品。两年前，我们开始销售专业的草药细粒，专门卖给有执照的卫生工作者。这条线有 35 种产品，其中 5 种含有麻黄，现在我们不得不拿掉它们。

所有方药都是经典方，大部分是《伤寒》类型的方剂。专业产品是标准细粒产品，每一份都放在一个袋子里，零售线是片剂。

AT：你提到麻黄，这是我们这次想谈的问题，请你谈谈麻黄禁令在美国生效之前制药和卖药的典型过程。

DW：我们是一家在美国的进口贸易公司，所有产品都是在日本生产的。如你所知，中草药产品在日本是高规格管理的。我们的主要销售产品线——专业产品线，在日本被称为"道德药"。它们只能通过医生的处方和药房才可以销售，而且国家健康保险付这个费用。厂家是在日本卫生劳工和福利部严格审查之下的，所有的设备都有 GMP（良好作业规范－优良制造标准）的证书，产品含量的水平是标准的。对每一次和每一批产品，我们测量两三种化学标示物。所有麻黄产品的麻黄碱含量都是标准的规定的水平。

在麻黄禁令之前，我们进口产品到美国没有任何问题，把它们运进来就行了。FDA 有时候会检查，通常看标签上，我们是否按规定的标准，也就是 DSHEA（Dietary Supplement Health and Education Act，膳食补充剂保健与教育法规）做了标示。然后我们就在美国进行专业销售。现在也卖往加拿大。

AT：禁令生效后有什么改变？

DW：与美国的许多其他厂家一样，当我们看到 FDA 对麻黄禁令最后规定的条款时，我们曾经非常乐观，那个禁令非常清楚地指出，传统的亚洲药不包括在禁令之内，传统的亚洲药可以继续卖。那个时候，也就是今年年初，当那个禁令还在讨论当中的时候，我们曾经是非常乐观的。

我们问自己两个问题，（1）我们卖的是传统亚洲药吗？回答是"是"；（2）我们是卖给亚洲药的工作者吗？回答也是"是"。所以我们非常乐观，我们的产品可以继续销售，我们的麻黄和含麻黄的产品，即使在禁令之下，仍然可以继续卖。如你，如我们，如任何专业工作者所认为的，我们感觉我们在禁令范围之外。当货物从日本运到美国，在 San Pedro，那里有一个 FDA 的分支，检查所有进口的食品添加剂，我们所有的产品进口的时候都是按食品添加剂来分类。法律说：如果它是食品添加剂，那么它就在麻黄禁令范围之内，在（麻黄禁令）法律（规定）范围之内。最后的问题是，FDA 没有这样的分类方法，来从食品添加剂中识别传统亚洲草药。即使最后法规说"传统亚洲药在麻黄禁令之外"，FDA 在 San Pedro 的进口操作中，没有一种方法来将这些产品除外。

2004 年 1 月，我们的第一批产品到达，有许多产品，FDA 仅查了两种制剂。一个是薏苡仁汤（Coix Formula），另一种是大柴胡汤（Major Bupleurum Formula），这两种制剂被扣留了。我们与 FDA 在 San Pedro 的 FDA 分支机构办公室有过许多沟通。我们在网上寄邮件，从邮局寄信，非常清楚地告诉 FDA，它们是经典的草药方剂，甚至印了丹·本斯基写的书《中草药学》（Chinese Herbal Medicine：Meteria Medica）中的几页寄给他们（这本书基本上是美国中医学校的中药教材——译者注）。我们清楚地指出，这些方剂就是中草药。我们展示给 FDA 我们的销售方式：我们要求买药的人是专业的，有执照的健康照顾工作者。甚至当两年前，我们开始销售这个产品的时候，我们就在我们的产品标签上放了一句话："Honso Kampo 的这个方药仅仅由执照专业工作者应用"，我们放了这句话在每一个瓶子上。

与 FDA 的这些沟通以后，6 月底，我们收到了他们的最后一份电子邮件说："没有任何产品不受本规定制约，我们的扣留是正确的"这是针对我们 1 月份的那批到货含有那两种草药方剂说的。

AT：你得到你们的药了吗？

DW：他们拒绝进口，我们被告知，或者把这些被拒绝的产品运回发货地，或者在 FDA 的监督下销毁，我们已经选择了后者。

AT：FDA 销毁它们了吗？

DW：是的。

AT：这个结果花了你多少钱？

DW：这一次是小量的，和其他的货物一起运来的。这是我们的货物第一次被扣留。

我们第二次含有麻黄产品的货物是最近到货的，货物被扣留，是大量的，4 月到的，这一次很糟糕。这批货物共有 10 到 15 种产品，最后有 3 种被扣留了，它们全部含有麻黄：小青龙汤，薏苡仁汤，和麻杏石甘汤。

我们计算过，两批被扣留的所有产品，给专业工作者的批发价是 $35，000 以上。第二次的产品（不准进口的）仍被扣着，我们正等待 FDA 寄给我们通知，他们准备拒绝它们进口。

AT：如果你们把这些方药寄回去，你们还要付款吗？

DW：当然，即使销毁它们也要付款。

AT：所以，你们的公司不仅丢失了货款和运费，还必须付销毁这些产品的费用？

DW：是的，完全正确。我们已经付了第一次被扣的产品的销毁费用。最近的这批产品就放在我们的仓库里，等待 FDA 运回去销毁。

DT：你知道别的草药产品也有这样的问题吗？

DW：我听说没有人的麻黄产品能够进来。我不能说任何别人，只能说我们自己，这是我们的现状。我们几乎要放弃卖这 5 种含麻黄的产品。

在我们网址（WWW.HONSOUSA.COM），有这 5 种含麻黄方药的名单。网址上对每一种都列出麻黄碱常规含量及日本健康与福利部的规范含量。这些麻黄碱每日的含量低于美国 FDA 几年前通知的安全水平。

AT：即使做了检查仍然扣留着你们的产品？

DW：当然，那是零容忍的原则，麻黄碱不允许作为食品添加剂进入这个国家。

有趣的是，我们另外含有半夏的产品。我们开始测量含有半夏的产品中麻黄碱的含量。一种我们卖的产品，叫小柴胡汤，含有半夏。HONSO 的质量控制部门已经测定了几份货物中麻黄碱的含量，标准的 HPLC 测量仪不能发现这种混合物。但是，即使做了这样的自我检查和标准规范，在美国仍然不可以专业使用麻黄。我们感到这是一种令人遗憾的现状，两三年前，麻黄禁令之前我们就有这种规范，对进口的每一种产品，每一个货柜，我们一贯这样做。

AT：你如何看待一两年内，它对这个专业的冲击？

DW：这是显而易见的，麻黄是一个非常有效的治疗呼吸道紊乱的成分，我们丢失了这个工具，一个重要的工具，去抵抗这些疾病。当我们开始丢失，一个一个地丢失这些有用的工具，最后我们还能做什么呢？这是现在我关心的，有一天我们或许会回到只能用针的状态。

AT：你认为现在专业人士应该做些什么，以确保这种情况今后不再发生？这个法规是否可以被推翻或者缓和，以允许针灸师们应用？

DW：我认为在这个法规的讨论阶段我们全都太乐观了。我们全都相信 FDA 是为了亚洲医学工作者而在最后法规中放上了这个条款（注：即专业中医生可以用），来保护我们。现在当客户（注：针灸师）想要麻黄产品，发现我们不卖了，他们震惊了。医师们（注：中医生）仍然相信，他们有权使用麻黄产品。

因此，现在首要的和重要的事情是让每一个（亚洲药物）工作者和他们的病人知道，麻黄产品现在被完全禁用了。按照 FDA 的最后法规我们失去了这个产品，尽管这个法规有一些有助于亚洲工作者的言辞。在我们的公司，我们的产品生产线是小的，我们可以不用这五种产品，但是下一次会发生什么？

下一步应该让所有的工作者们联合起来和站出来一起行动，向 FDA 和其他的立法者呼吁，重新考虑和修改这个最后法规。作为厂家，我们已经与其他行业紧密合作，与 FDA 做了沟通，开始了在麻黄禁令问题上的"呼唤工作者行动"。很明显，从发生的事情上看，厂家单独行动来防范这个禁令是不够强大的，现在是专业工作者们站起来共同推动这件事的时候了。

未来我希望，立法可以开始在药品和食品之间增加新的分类，这个分类要指明传统中药，来反映独特的替代医学操作。在这个分类下，应包括所有疗法、所有药物，不包括西药，但是包括替代和整体医学的药物。肯定这要付出极大的努力来实现，要非常广泛的专业工作者的协作。

最后要提一下的是，我们收到了一份调查表，是日本健康和福利部寄给出口产品到美国的日本药物工厂的，其中特别问到了我们现在遇到的这个问题，我们应该如何更好的与 FDA 商议，和如何建议 FDA 解决这个问题，那是日本现在正在做的。我们计划将我们对麻黄禁令的担心提交给健康部，希望通过这个渠道，可以在美国得到一些结果。

七、世纪之交的中药有毒与中药致癌论甚嚣尘上

世纪之交，以上两个比利时诊所减肥中药导致肾衰案与麻黄减肥引起的心脑疾病风险案（有人说实际上 FDA 接到举报说有人用麻黄制作冰毒，这才是 FDA 严禁麻黄进口的主要原因）以后，"中药有毒"论迅速引起了西方科学家们的重视。

这时候正是中药随着针灸的兴起也开始"红火"起来的时候，因为 1997 年 FDA 评定针灸针成为了医疗器具，这就使得针灸疗法从官方、医疗的角度得到了认可，如果说在这之前，针灸在美国还是非医疗行为，那么从此针灸正式走进了医疗殿堂，也得到了官方认可。大众开始"放心"地踊跃地接受针灸治疗。从这个角度来看美国民众非常相信他们的政府（当然不是 100%，谴责政府的声音也是随处可见，但是总体来讲信任度很高）。所以 1997-2000 年左右针灸行业的生意非常兴旺。中药在美国不是药品，只是营养补充剂，尽管它的合理给药途径应该是由针灸师们"处方"给病人，这个时候中药也就随着针灸的兴旺开始更深入地走进千家万户。

然而，从以下几个方面考虑，给中药"降温"似乎是"众望所归"：

（1）从"法律"来讲，当时针灸在许多州还没有立法，或刚刚立法，中药基本上"无法可循"，是一个法律的"盲区"；

（2）从中药的"合法地位"来讲——中药只是营养补充剂，它不能治病；

（3）从中医药的文化背景给高科技的西方科学家带来的困

惑来讲，他们实在弄不懂树根草皮为什么能治病呢；

（4）从中医神秘的哲学背景来讲，西方人认为那不是医学知识，只是巫术、心理、安慰效应；

（5）从针灸中药的效果对西医学唯我独尊的世界性医学地位的冲击来讲；

（6）从部分人的本能，或者大众心理对于外来医学的排斥来讲；

（7）从医学的生意行为带来的种种商业利益的竞争来讲；

（8）当然最主要的是从维护公众健康的原则来讲。

于是世纪之交，中药在美国遇到了一场大劫难，一时之间，"中药有毒"论甚嚣尘上。医学杂志，新闻报纸，大众读物纷纷出来"保护人民的健康"，媒体从来没有放弃过任何一个攻击中医的机会。特别是《新英格兰医学杂志》2000年6月8日发表文章《泌尿系癌症与服用中草药有关》（图1），并且率先提出了"中药肾病"之说，同期另一篇文章《癌症与中药》（图2），更是把中药与癌症划了等号。

2000年6月8日是中医的灾难之日，这一天《新英格兰医学杂志》、《纽约时报》同日发表文章《中药可能引起癌症》（图3）。这就使得"中药有毒"论，从专业"定性"，走向"科普"（大众）。随后各大媒体纷纷跟进报道中药致癌、中药有毒、中药引起肾衰。自那以后，这种误导性的宣传传遍全美。

中医生们当然也奋起反击，李永明医生在《新英格兰医学杂志》发表驳斥文章（图4），又在当时影响较大的中文报纸《世界日报》上发表力作《中药致癌——比利时肾病之谜》（图5），

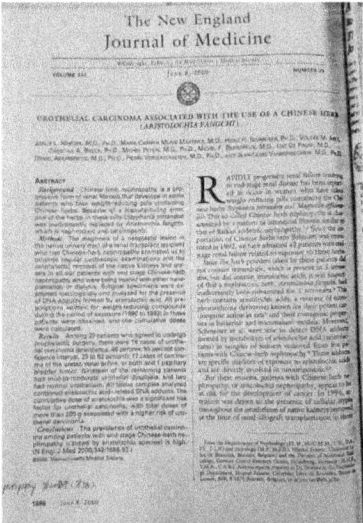

图 1

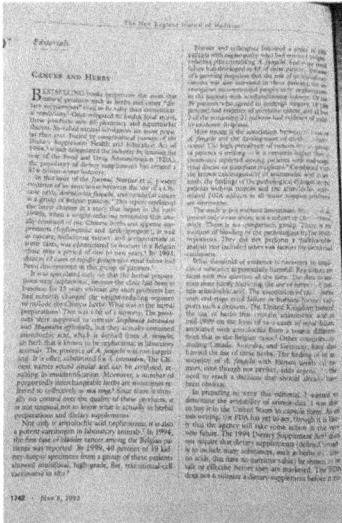

图 2

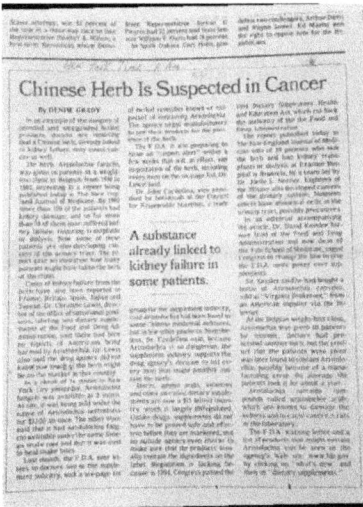

图 3

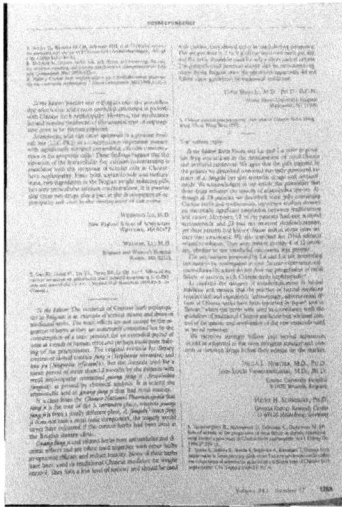

图 4

从专业与大众层面向公众介绍比利时肾病的真实情况。各大中文地方报纸、侨报等也纷纷站出来发表文章（图6、7）。

如果中药是"药品"，那么有毒是可以理解的。哪一种西药在治病的同时没有"毒"呢？洋地黄、青霉素、链霉素，以及各式各样的降压药、降胃酸药、降脂药，全都会写明一大堆的副作用、"毒"性反应，提醒人们注意，那似乎是理所当然的，因为它"治病"。

强调一下，这里的"毒"，是指的药物的副作用。

而中药在美国是作为"食品添加剂"、"营养补充剂"来分类管理的，它既不能治病，也不能有"毒"，就是说，不能有强烈的副作用。所以，应该明确指出的是，西方这些中药有毒案第一是"错用"、"滥用"引起的，第二是东西方医学文化的认同差异。

既然"有毒论"与"错用论"、"滥用论"无法得出一个统一的结论，于是促发了监管倡议。《今日美国》撰文《草药与癌症有关引起了监管警报》（"Herb Linked to Cancer Raises Regulatory Alarm"）（图8）。这是促发后来FDA严厉管理中药，以及迫使加州根据"65号法案"，要求出售中草药必须贴上标签明示"此产品能够导致癌症"的缘由。

至今也是余波未止，大众对于吃中药治病心有余悸，怕中"毒"。人们可以接受写在说明里面的明明白白的"毒"，不能接受没研究清楚的"糊糊涂涂"的"毒"。民众的想法从最初的中药是"自然产品，没有毒，放心食用"，变成了"这些自然的东西，成份不明，可能有毒"。

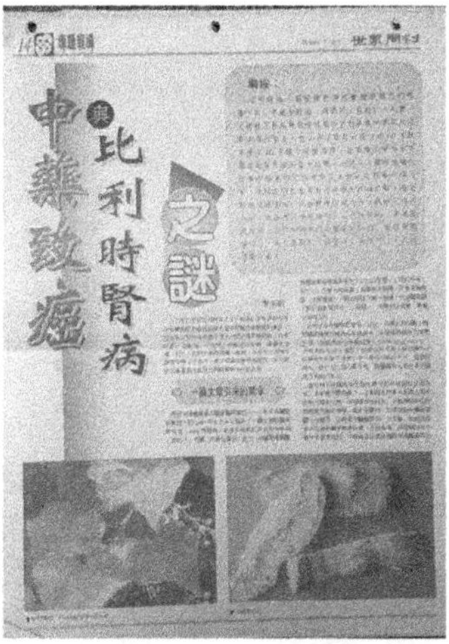

图 5

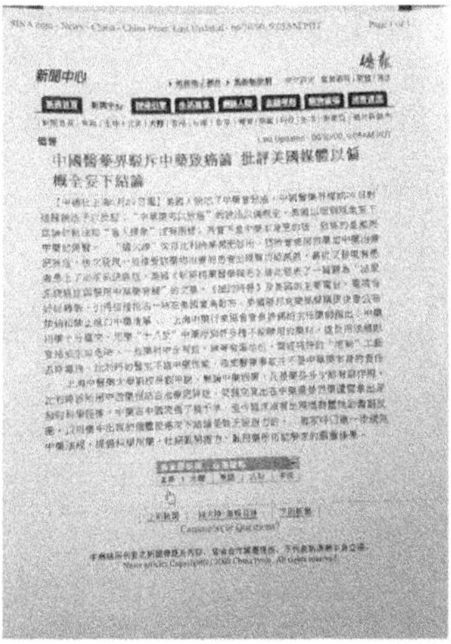

图 7

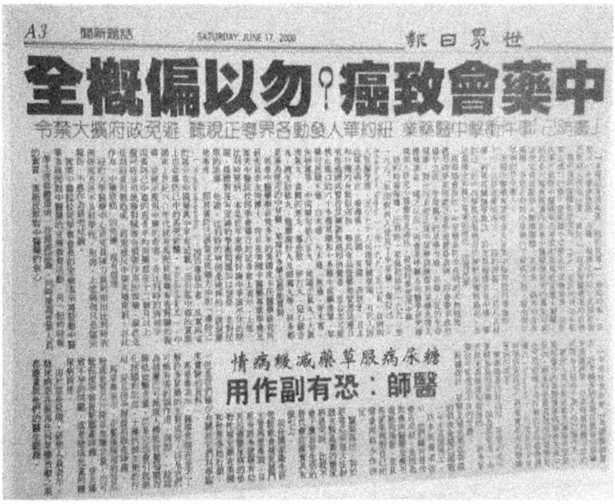

全概偏以勿？癌致會藥中

令禁大撲府政免避　諒視正專界各動象人華約紐　業藥醫中解看件事一以嘉

用作副有恐：師醫

图 6

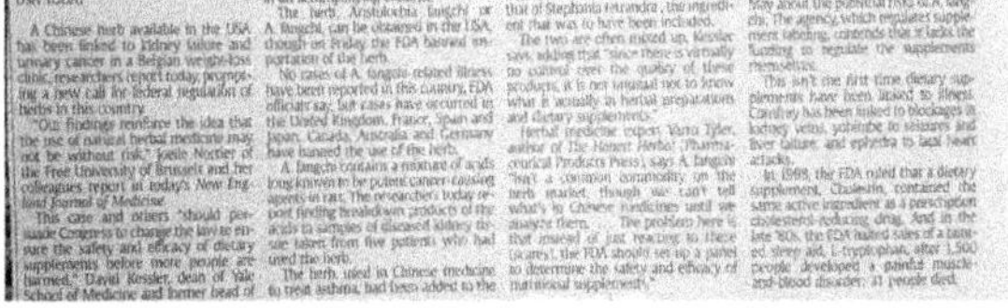

Herb linked to cancer raises regulatory alarm

By Steve Sternberg
USA TODAY

图 8

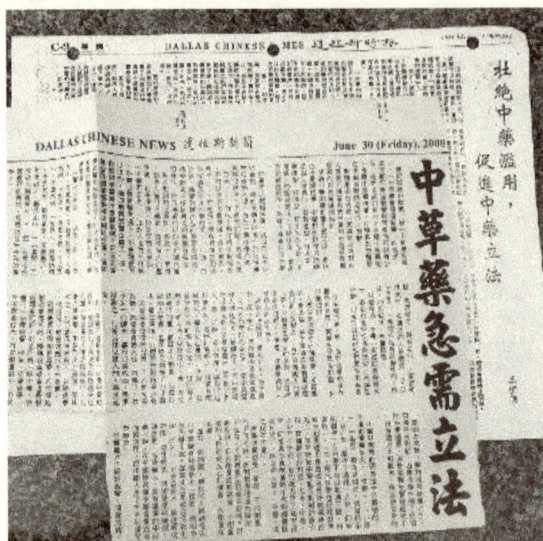

图9 笔者在当年的中医反击自卫战中在华文报纸刊登的文章

当然从另一个角度来看，出于商业的目的，中药不断地被夸大其效果，铺天盖地地宣传其养生治病的神奇疗效；单味中药之药理作用被以西方思维进行片面宣传；再加上中药是"食品补充剂"，不需要处方，人们随手可得，也使得中药不断地被"错用"、"滥用"。

异域他乡的中药就是这样在被"错用"、"滥用"和"禁用"的环境中艰难地跋行着。

八、2018年FDA中药警告事件

2018年，一桩中药夸大宣传被FDA警告事件，引起了中医药界的高度关注，在美国中药发展史上泛起又一个小小的涟漪。

（一）事件回放

06/26/2018，美国 FDA 官方网站在 "检查，合规，执法和刑事调查" 栏目中公布了给美国中医学会（American Chinese Medicine Association）主席 Dr. XXX 发出的一封警告信，Case# 553834。[1] 该警告信说 5 月份审查了美国中医学会的网站，[2] 发现他们宣传、贩卖未经 FDA 审查允许的药物（假药），措词严厉地警告他们在网站上销售未经 FDA 批准的治疗癌症的 "假药" 是违法的，限期 15 天修正，否则将采取法律行动。中文详见《美国中医工会》网址文章《FDA 警告信｜中药夸大宣传被警告"》。[3]

时任美国中医药针灸学会 ATCMS（American TCM Society）会长李永明医生在【纽约中医论坛首发 - 纽约博客】介绍，2008 年，FDA 就发过类似的警告信："在近两个月内，该机构向至少二十五家网上销售商发出了 '警告信'，公布的信中措辞严厉地指责这些商家在网上销售所谓能治疗癌症的假药，误导消费者，违反了联邦药品法。并要求这些厂商在十五日之内改正并答复 FDA，否则将进一步追究法律责任，不排除随时查封其产品的可能。虽然被警告的公司多数不是华人业主

---

1 2018 年 6 月 26 日 FDA 警告信，链接如下：https://www.fda.gov/ICECI/EnforcementActions/ WarningLetters/ucm612377.htm?from=groupmessage&isappinstalled=0

2 American Chinese Medicine Association 网址链接：www.americanchinesemedicineassociation. org，

3 2018 年 6 月 26 日 FDA 警告信中译 https://mp.weixin.qq.com/s?__biz=MzIyMDUzMjcyNw==& mid=2247485250&idx=1&sn=20fdb381f7549ced545b02ec74c06b7d&chksm=97cbdddaa0bc54cc29 b4b01d4fefecdc7f6ecc9beaf0a1de3a4d827fccf413e617d0d39fc733&mpshare=1&scene=1&srcid=07 05Soe9YuecNVGoXK0hIO9Z#rd

或销售中药为主的公司，但被列出的'治癌产品'中不乏一些中草药，如中医常用的灵芝和冬虫夏草等都在其中。"[1]

（二）XXX 医生犯法了？

一般来讲，专业人士，如教授、医生有学术自由的权力，文责自负，说某植物可治某病，并不违法，但是，说特定的没有药号的某种商品可以治病，是违法的。说特定的某商家，某诊所出售的某种植物能治病，也是违法的。学术活动不违法，商业活动违法。泛指不违法，特指违法。

美国中医学会主席 XXX 医生犯法了吗？

Yes，他／她触犯了美国食品药品管理局关于贩卖中药（营养补充剂）不可以宣传能治病的法规。

同样的法规有别人触犯吗？

Yes，所有厂商广告售药、诊所出售中药说其能治病的全触犯了法律。除非学术文章、理论探讨、一般宣传、报刊杂志上的个人见解，那是学术自由，不违法。但是中文电视节目、广告、报纸、营养品商店中几乎天天有卖药广告，宣传某些中药能治病。英文报刊杂志、中药厂商们也宣传，中国人屡见不鲜，美国人也渐渐习以为常。

为什么只有 XXX 医生收到了警告？"法不责众"？"枪打出头鸟"？"杀一儆百"？"树大招风"？"有人提告了"？

---

1 《FDA 警告信对中药广告的警示》，2008 年，纽约中医论坛，作者李永明博士。

不能说中药可以治病？这合理吗？中药几千年来就是在治病呀，否则十几亿的中国人哪儿来的？这牵涉到"中美中药概念差与译差"，请见《中医药导报》，[1] 不在此赘述。

简言之，说中药可以治病，中国的法允许，美国的法不允许。在美国，中药被分类在食品补充剂的类别里面，而这个类别的"营养补充剂"是不能够治病的。反之，能治病的东西都是药物，如果说某东西能够治病，这个东西就是药物，必须有 FDA 批准许可，得到"药号"，没有的话就是假药，卖假药当然犯法，这就是美国的"理"和"法"。

（三）跟法律是不能讲理的

法是法，理是理，它们不是一回事。法是规范人类生活准则的，没有规范就乱套了。但是法律不百分之百代表真理，因为世界上不同民族、地域的人有不同的道理，不同的法律。美国是个多民族的国家，这些持有不同道理、法规理念的人凑在一起就必须有"法"管着，否则"理"是讲不清楚的。法律条文产生之前，大家凑在一起讲理，然后少数服从多数定出法律。只要法律出来了，甭管你有什么理，服从法律是铁定的。你讲"真理在少数人手里"？没用，犯法照样挨罚。

本书截稿时，美国只有十八个州贩卖大麻是合法的，其他州全都非法，使用大麻的人穿梭于各州之间就要十分小心，犯

---

1 2016 年 7 月 30 日《中医药导报》,《中美中药概念差与译差》, Page1.

法是要被抓的，严重的要坐牢。

安乐死目前只在个别国家是合法的，例如荷兰、比利时，据说美国只有五、六个州允许安乐死，包括加州、科罗拉多州、俄勒冈州、华盛顿州、蒙坦那州及佛蒙特州。希望安乐死的人就想方设法去到那些可以合法安乐死的国家或者州，申请安乐死……

有的州允许堕胎，有的州不允许。要想堕胎，就必须去那些允许堕胎的州，在不允许堕胎的州堕胎就是非法。一位十九岁女孩怀孕以后不慎流产，被认定一级过失杀人，判了四年牢狱。

中药在中国治病理所当然，在美国就不能说它能治病。看，现在有人犯法了，FDA来管了。但是究竟不是杀人放火，所以FDA有理有节，很谨慎地来个警告，你改了就好了。二十年前的麻黄、防己案也是这样开始的，十年前的警告信[1]也如此。

另外现在时运不好，特朗普上台以来，中美关系渐生嫌隙，特别是贸易战，不仅仅是经济冲突，实则是文化冲突。2018年6月27日，美国华人精英组织百人会（Committee of 100）会长吴华杨在北京演讲中提到，"近期的贸易战代表的不仅是中美贸易间的摩擦，还具有更多的象征性，包括美国国内政治变化，美国的分化与焦虑，以及文化差异。""中美关系间的摩擦大多来自于'不理解'，同时中美间的文化差异使得两国交流往往无法达到应有的效果。"[2]这种政、经情势下，作为中国文化重要组成部分的中医药岂有便宜可占！中药不能治病这个摩擦，

1　《FDA警告信对中药广告的警示》，2008年，纽约中医论坛，作者李永明博士。

2　《中美之争愈发激烈，美国华裔面临又一个"陈果仁时刻"？》文学城新闻链接：http://www.wenxuecity.com/news/2018/07/12/7426858.html。

岂不是典型的文化差异、不理解造成的！而且由来已久。

那我们中医中药就这样算了不成？智慧的中医人正在把自己的"理"慢慢"渗透"进美国，从民众层面、医学执业者层面（西医医生，以及所有医疗实践者）、管理层面（例如州医务署）、决策者层面（例如联邦 FDA），慢慢达到修改其"法"的目的。四万名左右的针灸师们已经在自己的从业范围内——民众层面，大面积撒下了"中药能治病"的种子，等待星星之火燎原。

针灸先驱者们一开始的以身试法引发的"理"与"法"的较量曾经是十分残酷的。请见李永明医生编著的《美国针灸热传奇》。也参见后面讲的《美国针灸创业史》。中药以身试法的先例更多。

（四）中药比针灸更难进入美国的医疗体系

1，医学是神圣的

在美国，医学是神圣的！高分数考取，超常学制的培养，高学费交缴，所以习惯上人们认为医生是最聪明的人，医学是最赚钱的行业。对于老百姓来说，医生的话就像圣旨，习俗上听不听医生的话是衡量一个人是否有修养的标准。经常听到病人自谦：我不是一个好病人，意思就是不完全听医生的话。当然这个医学主要指的是西医。中药目前在针灸师名下应用，针灸师没有他们这样的医学教育背景,怎么能做这么神圣的医生？所以在美国中医师不是医生。

2，西医力量十分强大

西医为什么这样强大？他们有强大的组织，美国医学会AMA（American Medical Association），全美只有这一家西医医学会。所有各州的医学会都是其下的分会，足见其多么强大！有执照的西医医生有多少？据《维基百科》"各国医生数量列表"记载（2016 年 12 月 11 日），美国医生数量是 793,648。AMA有世界上最强大的舆论造势能力，1883 年创刊的美国医学会杂志（Journal of American Medical Association），简称 JAMA，130多年来不停地为西医的化学药物与手术刀宣传。美国的新闻审查也是由西医控制的，他们的宣传已经深入人心，没有西医就不能治病。有人称其为"医药垄断集团或者医药托拉斯……"[1]时至今日，他们的宣传无处不在。

3，中医势单力薄

中医分化严重，仅有的不足四万名针灸师，流派纷呈，组织繁多。

先看中医组织，全美有几十家各式各样的中医学会，各州都有自己的学会，有的州一个州就有几家中医学会。本来人就少，力量有多分散可想而知。

---

1 《挽救中医·中医遭遇的制度陷阱和资本阴谋》，作者吕嘉戈，广西师范大学出版社，2006.3，page 27。

再看中药被应用的情况，据统计，截至 2018 年 1 月 1 日，持有效执照的针灸师人数为 37,886 人，共有 62 所经过认证的中医大学，见《补充医学疗法杂志》（Journal of Complementary Therapies in Medicine，2018-11）。全美近四万名针灸师中间有多少人用中药？多少人有接受过中药教育的背景？或者某种程度上学习过、会使用中药，例如家传师授？大概不到一万。无论争取利益还是立法，没人不行，人这么少，能成什么气候？以前说资本主义国家"弱肉强食"，现在还是一样。中医是弱者（无论人还是言），面对强者，如何发声，如何 play 法律规范，尚需要学习。

最重要的是大众宣传，舆论造势。据说当年西医进入中国时，洛克菲勒集团雇佣了大批中文写手，铺天盖地地宣传西医的好处。相比之下，中医针灸目前的宣传差远了。目前中医针灸向大众宣传的主要途径是针灸师们治好一个个的疾病，通过病人耳濡目染，口口相传，民众对于针灸到底能干什么仍然懵懵懂懂，不信与迷信层层迷雾，把百姓弄得十分迷茫。

中医针灸的优势是什么？临床！宣传针灸神奇的效果，针刺非药非刀的好处，以及针灸治愈的那些慢性病，西医诊断不出来的一个个鲜活的病案，走投无路的病患就会从中受到启发，来试试针灸。任何一场权力争斗都必定伴有强大的舆论造势。我们也提出一些口号，例如：Effective treatment without side effects; Less cost, more results; All test normal, but still not feel well? Try acupuncture! Getting well with no chemicals and knives. 目前最现实的是科普。

4，中药进不到他们的医学概念体系中

中药不同于针灸，针灸在美国人思维中可以放在理疗 therapy 的范围里，也就是说美国大方地接受了针灸，是把针灸当成他们医疗体系中的一项新治疗技术，针灸师只类似于技师，而不是医生。不少患者认为针灸只能止痛，不能治病，他们来针灸止痛，痛好了以后就不来针灸了，回到医生那里去"治病"了，不管他 / 她是否有病。

中药汤药的服药方式，美国人不容易接受，培养一个吃汤药的美国人非常不容易。有位过敏性鼻炎患者，针灸以后我给开了一副汤药，让他先试试。我本来比较有把握，一副汤药鼻塞应该有一些好转，借此可以培养一个中药的信奉者。谁知道，第二天其家属说："那是不能接受的，整个屋子里全是巫术的味道，怎么能吃这个东西呢？简直是疯了。"大部分人没有"良药苦口"的概念。

中药在美国人的思维里面就在营养补充剂这个水平，几个世纪以来他们深深地被西医洗脑，认为治病的只有西医，只有化学药物、手术刀。大部分人与 FDA 的思维是一样的，认为中药不能治病，只有少数被教育、体验过的人知道它能治病。不像中国人，几千年的习俗早有深刻认知——中药是治病的。

5，中药治病缺乏能重复的可靠依据

反观我们自己的中药治疗，确实值得反省，很多经验经不

起重复，名医著作、演讲非常好，但是别人拿来没办法用，或者不能 80% 以上地重复那个疗效。所以只好把名医们供起来，责备自己没学到家。对比西药，说抗生素能治疗气管炎、肺炎，不仅名医用成功，刚毕业的学生用也一样成功。难怪人家不把中药当作药。"辨证论证、因人而异"就使得中药带有神秘色彩，如何成为人人能掌握的"规矩"？关起门来头头是道，打开门英雄气短。你说中医大器晚成没用，他们要的是普世真理。所以证实最重要。汗牛充栋的中国古医籍，包括现代针灸中药治好的病，在他们的思维中只不过是经验，顶多算是个案，根本不是医学理论、医疗方法，所以中药称不上是药物。

中药如何在他们的概念中、法律上成为药，还需要长时间的渗透、交融，需要等待时机，更需要通过各种有效的方式，让民众、医学界、社会主流各个层面看到中药治病的疗效。如果拿出来"证据"，一组中药治疗某个病症或者有规定诊断标准的症候群，临床 80%-90% 有效（大概率证实），列出药物清单（方剂）、剂量、取材，应用等标准，只要遵照执行，谁用都一样，经得起重复，那么 FDA 不批准患者都不干。

6，中药只是他们开发西药的原料库

对中药也不乏溢美之词，但是理解西医的思维你就知道，中药在他们的心目中只不过是西方化学药的巨大原料资源，他们希望从中医的经验当中得到启发，开发提炼出新的化学药物。中国人自己搞的青蒿素为他们提供了绝佳的榜样，他们翘起大

拇指，还给了诺贝尔奖，因为这使得他们惊喜地发现，中药是开发化学药物的巨大原料库。换句话说，以中医的思路应用中药治病是他们根本没想过的。

7，目前美国中药销售状况是无序的

中药被摆在食品店，杂货店，人们像买面包一样随便买。报刊广告杂志，网络，媒体把中药宣传得面目皆非。加上翻译混乱，中药乱象横生。网络有说杏仁止咳，人们就买 almonds 治咳嗽，殊不知，把杏仁翻译成 almond 是错误的，almond 是扁桃蔷薇科扁桃属，与中国的杏毫不相干，不止咳。错用很多年以后才有人提出把美国的 almonds 翻译成美国大杏仁、桃仁、巴旦木，但一直到现在，百姓仍对此认识混乱。

人们治病心切，滥用时有发生。执法者们面对这只那么多人都说能治病的"螃蟹"，不知道如何"下嘴"去研究，"下手"去管理，跟他们的思维、体系完全对不上！这恐怕是中西医学碰撞的最大火花！所以估计不会像针灸术一样，几年之内就势如破竹攻下一个个城池。

（五）海外中医药执业者何去何从

因为中西医药概念与翻译的差别[1]，FDA 对中药的管理，一

---

1 2016 年 7 月 30 日《中医药导报》，《中美中药概念差与译差》，Page1.

向是中医药从业者关心的话题。二十多年前就有中药业者提出："FDA 管多了好吗？"因为如果 FDA 管多了，很可能中药就会一个一个地被管成西药，而成为西医医生的特权；或者"管没了"，禁用。而现在中药作为营养与食品补充剂，在这个分类的灰色地带，从业者们还有可能按照中医理论运用中药，虽然有违反 FDA 管理规范的风险，但是起码还能用。上面曾经提到，早在 2004 年 10 月，就有人担心："有一天我们或许会回到只能用针的状态"[1]。海外中药何去何从？难道真的离"只能用针"的状态越来越近了吗？

按照美国 FDA 的管理条例，做其"顺民"，"悬壶不卖药"？

据理力争？李永明医生曾经给出策略[2]，依据病人有选择医生与治疗的权力，"言论自由高于 FDA 法规"的先例，食品添加剂厂商证明宣传的疗效有证据。如果成功，可以从"法"的角度将中药发展带上一个新的高度。

目前只能继续在灰色地带慢慢发展，从中药医疗实践、中药应用宣传等多方面浸润这片贫瘠的土壤，以待未来新的机遇。

好在 FDA 实际上也是睁一只眼，闭一只眼，大量中药的"不实"宣传他们怎么可能不知道？有一些中药的宣传太过分了，

1　"Measuring the Effects of the Ephedra Ban"，《Acupuncture today，Volume 5，Number 10, October 2004.

2　《纽约中医论坛》"李永明：言论自由高于 FDA 法规的判决和执行情况（续集）"链接：https://nytcmforum.wordpress.com/2016/05/19/%E6%9D%8E%E6%B0%B8%E6%98%8E-%E8%A8%80%E8%AE%BA%E8%87%AA%E7%94%B1%E9%AB%98%E4%BA%8Efda%E6%B3%95%E8%A7%84%E7%9A%84%E5%88%A4%E5%86%B3%E5%92%8C%E6%89%A7%E8%A1%8C%E6%83%85%E5%86%B5-%E7%BB%AD/

连我这个中国人、中医人都看不过眼。所谓法不责众，只要不出大的乱子，有人高兴卖苦"茶"，有人高兴喝苦"茶"，还说疾病被治好了，创造不少就业机会，繁荣了经济，FDA 高兴做这个顺水人情，所谓民不举，官不究。但是别惹麻烦，出了人命，那就成为全民公敌，FDA 非管不可了。

九、推荐一本好书《百年谎言》

《百年谎言》（The Hundred-Year Lie）是一本值得一读的好书。作者 Randall Fitzgerald，曾经是《华盛顿邮报》《华尔街日报》和《读者文摘》的记者、杂志编辑，也是一名畅销书作家。

作者从对家人和朋友健康的关注开始发现问题：

他弟弟身体超重，"很明显是处方药有副作用，再加上饮食中有加工食品所致，肥胖引起 II 型糖尿病，医生确诊后又开了更多的药让他每日服用"。

作者的父亲因为关节炎服用过处方药 Vioxx，结果出现中风，成为该药的数千名受害者之一，后来该药因为存在健康隐患被迫撤市。

现在他父母因为各种病痛，每天要服用七八种处方药，从治疗甲状腺紊乱的到治疗高血压的，而其中某些药是为了抑制其它药的副作用。他的父母每个月总共需要花 900 美元在药上，比伙食费还高。

他妹妹因为纤维瘤，四十一岁的时候切除了子宫，这些肿瘤是她在出车祸受伤并接受类固醇注射治疗后几个月迅速长出来的。有很多像她这个年纪的女性朋友，也做了子宫切除术，另一些则被发现患有不孕症。"假如这种趋势继续下去，"她手术以后对作者说，"我们将会把自己毒得断子绝孙，而且这话绝不夸张。"

该书作者的朋友患多发性硬化、帕金森、爱滋病、严重头痛和食物过敏，以至于医生半开玩笑地说，他们一定是"对文明过敏"。

我十分赞同这种说法，现代文明正在给人类带来巨大的健康生存隐患。

为了能"超然物外地作宏观考察"，作者"假装自己是一个他乡异客，一个访问地球的外星人"，来考察地球上的事情是否合理。

经过几年大量细致周密的考察，作者发现："在过去一百年里，我们人类从事了一项庞大而复杂的化学实验。我们当中的每一个人，连同我们的孩子，我们的父母和我们的祖父母，都成为这项实验里的小豚鼠。我们的身体，我们的健康，我们的财富和美好的初衷，都被用来验证一种观点：现代科学能够改进自然界中的食物和药物。"而这种观点则被作者称之为"百年谎言"。

作者发现，添加了化学品的食物和药物以及无处不在的生活中的化学制品，正在损害我们的健康。作者以大量出之有据的翔实报道和数据揭示了它们是如何损害我们的健康的（"How Food and Medicine are Destroying Your Health"）。

这里摘录几段以飨读者，不再一一标明出处，有兴趣的读者请查看原书。

"……加州环保官员作了如下的警示：最近的水源检测显示，在该州 60% 的河流里，氟西丁（prozac）、利他林（Ritalin）和抗生素含量都过高……"人们倾倒了多余的处方药物，还有吃药的人的排泄物冲到下水道，进而渗入地下水，造成了水源的污染。

"……一种缩写为 PBDE 的化学阻燃剂被用在地毯、电器和家具中……""……这种化学制品对神经系统、荷尔蒙功能和生殖器官都有破坏和致癌作用。""鱼将 PBDE 吸收到他们的脂肪组织当中，然后又将这种化学物质转移给吃鱼的人。"

"动物收养所和兽医诊所用安乐死药物杀死上千万只猫狗，并将他们的尸体制成饲料。我们很多商业乳肉制品都来自食用这种饲料的动物。"可想而知，这些安乐死的药物通过我们吃的乳制品和肉类进入了我们自己的身体。"

"有医学证据显示，在低热软饮料中使用的人工增甜剂可能会导致脑瘤和神经系统疾病,比如帕金森症和阿尔茨海默症。这类疾病的发病率有显著增加，并与这些人工增甜剂的大面积使用有关。"

"在美国出售的大部分维他命和营养品都在广告中声称是天然制成,但实际上他们都混合有合成化学物,其中含有煤焦油、防腐剂、人工色素和各种各样可能危害健康的添加剂。"

"在你的孩子进入学校前注射的大约九种疫苗中，含有添加剂和防腐剂，包括水银、铝、谷氨酸单钠、甲醛等，它们会导致从大脑和神经损坏到自闭症在内的多种疾病。"

对神经退变性疾病（neurodegenerative disorder）的研究表明，"我们饮食中缺乏营养，加上接触到的全部合成化学物，他们就产生了有毒的协同作用，其影响就是神经系统疾病。"

该书不仅以大量的研究结果证明了化学制剂对人类的危害，而且系统观察总结了我们生命中的五个阶段，即胎儿、童年、少年、成年、老年的中毒过程，并回顾了百年以来，在商业利益的驱动下，医药集团如何制造种种谎言，让化学合成物走进我们的生活，破坏我们的健康。作者不仅以冷静的视角、犀利的笔锋向我们揭示了当前越演越烈的公共健康危机，最后也提出了醒目的健康准则，例如，"纯净食物是良药"，"自然是我们最好的药房"等，告诉我们如何从生活细节中防止对我们健康的危害。

我确实被作者言之凿凿、出之有据的研究结果震惊了，但是合上书，抬眼所见，仍然是无处不在的化学污染。我想作者又何尝不知道这个事实，他只是在尽一个记者的职责，对愈演愈烈的公共健康危机疾声呐喊，希望引起更多人的关注。

网上经常看到对中国大陆食品现状的披露，比如地沟油炸油饼、奶粉里面掺氰化物等等，都是明目张胆的坑蒙拐骗，容易引起社会的注意和舆论的谴责。而这本书所披露的是打着健康的旗号，被政府、法律所允许的对健康的危害，这种危害是潜移默化的，目前还没有被我们完全认识，而大量的科学研究已经发现它可能存在的健康风险，这就更加让人担心，其危害实际上也就愈大。

人们谈起回国带什么东西，奶粉、麦片、黑巧克力，以及很多中药补品、营养品现在是时髦货。中国就没有这些东西吗？中药是国产货，为什么要从外国往回带呢？据说，"从美国来的就比较放心，大陆货让人不放心，可能有毒。"看完这本书，你就会发现，美国货也可能有毒，只是相对来讲少一点，轻一点，慢一点，但是也同样让人不放心。话又说回来，总得吃东西吧，所以，明知食有"毒"，还得咽下肚的事情时有发生，也是无奈。

　　读读《百年谎言》这本书，增长点知识，希望我们的生活中尽量减少一点"毒"，祝愿人类文明的科学增加一些对未来的良知考虑，减少一些利益驱动，更多地朝向健康生活的方向发展。

辑五

医话随笔

一、先拿执照还是先行医

在美国，我经历了没有针灸法律的行医历程，见证了针灸的立法过程，体会了异国行医与法律之间的碰撞。

法律是人类社会建立的一些规则，以利于不同理念的人群在一起和平生活，由国家政权保证执行。一旦有了法律条文，有理没理也得执行。如果有人觉得某个法律条文不对，没道理，只能够提出提案争取更改法律条文。在法律条文更改之前，必须执行法律的规定。

立法者是人民选出来的，市众议员、市参议员，州众议员、州参议员，联邦众议员、联邦参议员等等。他们对某项提案表决，以"少数服从多数"，或者法定的标准为原则，例如必须全票通过，必须至少 60% 同意等等，方可设立新法。虽然有的时候"真理在少数人手里"，但是一旦立了法，即使自认为有理由说那个法不对，也要无条件地执行那个"没理"的法，否则就是犯法，犯法的后果很严重。

中医、针灸、中药，这些东方的东西，美国以前是没有的，他们既不做针灸也不吃中药，所以不懂这些，更没有法律管理。

但是近五六十年来，针灸师、中医师越来越多，因为有效，不少美国人接受、喜欢。开始只是少数人在做，后来做的人多了，必须要管理了，于是"法"就渐渐地"立"起来了，然后不断完善。正如鲁迅所说：地上本来没有路，走的人多了，也便成了路。这个过程是艰辛的，许多事情令人啼笑皆非。在多元文化背景下，哲学和文化的不同观念导致了不同的道德观、是非准则观。建立在中国古典哲学基础上的中医之"理"，与建立在西方哲学基础上美国之"法"之间，出现了许多有趣的碰撞，但是法律条文却是"一刀切"，这就难免导致许多不理解，以至冲突。用中国人的话说："秀才遇见兵，有理说不清"。

（一）针灸无法可循的时候

笔者于 1994 年秋收到针灸执照，签署日期是 1994 年 8 月19 号，上边有九个本州医务署成员的签字。而开始行医是 1991年 10 月，也就是说在拿到执照之前，有两年多的时间无照行医。不是因为我要非法，而是因为当时针灸无"法"。

1991 年 10 月，笔者得到某针灸学校的邀请，去教书兼治病人，开始了在美国的行医生涯。不久，我对针灸师的行医资格以及针灸学校的合法性产生了怀疑，开始研究如何得到中医针灸师的合法行医资格，以及在美国什么样的针灸学校是合法的。我的观念中，"非法"是要坐牢的。

关于针灸学校的合法性，以及中医师的行医资格，笔者请教过在美生活过六十多年的老先生，也请教过官至美国副国务卿的老华侨，他们的回答是："美国没有哪一条法律说只有几个学生就不是学校，也没有法律说只有一个老师就不是学校。甚至没有法律规定学校必须要有几间教室。即使没有教室，只有一个学生、一个老师，坐在树下上课，也可以自称是学校，可以发证，可以自己刻一个'防伪钢印'。公民都有办教育的权利，除非州里的法律对此有法律条文规定，你们可以查查本州对此的法律规定。""至于这个学校发的证书，那是另外一回事。谁承认你的证书、学生拿到'证'怎么用，那是学生求职的时候'用人单位'和学生自己的事。要想让更多的人来上你的学校，承认你的学校，你就去完成认证机构的认证要求，得到'认证'。如果你教的学生用人单位都抢着要，也不管你是否得到过'认证'，说明你教得好，有用，就会有更多的学生来你的学校上学，你的学校就能够生存。当然，还是那句话，最好查查本州的法律规定。"

当时没有网络可查，只能东打听西打听，总是没有一个确切的答案。最后，几位对此感兴趣的学生，一起开车几个小时，跑到州政府所在地，找到州教育署、卫生署、医务署亲自去问，希望得到一个明确的答复：Yes or No。结果却莫衷一是，那些政府官员给出的都是一些七零八落的个人意见，以及中医针灸在本州的现状。总结起来就是：本州针灸师与针灸学校既不是合法，也不是非法，因为州里对中医针灸根本就没有立法，所以对此无法可依。没有法律条文说不能做针灸，不能开办针灸学校，所以就不能说它是非法；没有法律条文进行管理，也不能说是合法；只是听之任之的状态。

原来如此！这倒让小民长了见识。有一个词："人治与法治"，当时笔者意识中的法律状态，习惯于被"人"管理，似乎当官的说的话就是法，不明白怎样被"法"管理，不理解中医针灸的行医资格，针灸学校的办学资格处于根本无法可循（没人管）的状态，既没有白纸黑字的法律条文作依据，当官的又不管，感觉十分茫然，可谓井底之蛙，见识浅薄。针灸行业这种既不合法、也不非法的状态，在本州持续了很多年。行走在没有"规范"的道路上，胆战心惊的，还真是不习惯。如何循规蹈矩，安分守法，做个听话的顺民呢？后来找到了一位西医医生做监管员，有人管了，这才心里踏实些。几个月以后笔者离开了那所学校，自己开业，边看病人边教书。

本州有针灸师们自己组织的针灸协会，由有头脑、有远见、有组织能力，懂得美国法律规则、又有奉献精神的针灸师牵头组成。大家在一起开会，互通消息，商量如何争取针灸师们的合法权益，也私下互相提醒：好自为之，小心谨慎，"民不举，官不究，民若举，官必究"，到时候不要"一马勺坏了一锅粥"，现在说是不管，但是如果出了医疗事故，你看有没有人管。这些协会定期向针灸师们发放热心的"编辑们"编写的会刊、通知，传递动态，把零零散散的针灸师们团结到一起，抱成一团。这让笔者大开眼界，学习到了许多在新秩序下如何工作与生活。那段时间针灸协会就是大家的主心骨。

有朋友问："你是先拿到针灸执照，还是先行医？"我说：是先行医，后拿到执照。"那怎么可能？"事实就是这样。

（二）针灸立法过程

从得到工作这个角度讲，美国是一个很宽容的国家，法律的条条框框只是帮助人们有法可循，便于对工作的人们进行管理，并不限制人们自力更生，自谋职业，在不伤害、不妨碍他人的前提下，谁都可以通过力所能及的劳动，挣钱养活自己。这不仅可以减轻政府的负担，也使得人们都有事儿干，自食其力，真正体现出人人都有劳动的权利。中医针灸就是在这样的温床上被"移栽"到了美国。

1，针灸师们要求立法

1992 年左右，本州做针灸的人越来越多，大家认为，我们需要立法以利于争取自己的合法权益，规范和纯洁针灸师的队伍。于是由本州针灸协会以及几个针灸学校的头头们牵头，把当时从业的针灸师们聚集在一起，商量如何促进州里的针灸立法。也就是说，针灸之法是由做针灸的针灸师们自愿要"立"，并由针灸师们自己组织起来，推动州立法机构进行立法的。

当时开了许多次会议，讨论了许多问题，例如，我们是要求由卫生署管理还是由医务署管理。如果由卫生署管理针灸行业，相对来讲比较不严格，但是在未来就不一定会按照医学专业的要求，逐渐走向正规，对于纯洁和规范医生队伍比较不利。也有人认为，这样正好给我们一个非常宽松的"环境"，以利于我们初始的发展。

反对者称，卫生署管理的话，针灸师们未来就会像修脚、做指甲、理发、美容一样，只是卫生行业从业者，而永远不会成为医生。如果由医务署来管理，名正言顺从一开始就把针灸中医纳上了医学的轨道，以后可以完全按照医学的要求来管理和发展，这样对于针灸师的地位，未来队伍的规范纯洁，以及使之更专业化是有极大好处的。

　　后者的意见占了上风，本州针灸署后来终于归医务署管理了。提出希望医务署管理的是当时本州某中医学院院长，一位即务实又有远见的中医针灸领导者。事实证明这个意见真是英明，对于本州针灸行业后来的发展壮大太关键了。

　　2，法律游说（lobby）

　　推动立法的一个重要步骤是法律游说（lobby）。任何一项法律的形成都有这样一个过程，找律师向州里的众议员、参议员游说，争取他们在州里的立法会议上提出议案，然后再争取大部分众议员和参议员，让他们投票赞成这个议案。找律师需要钱，所以当时大家都捐了钱。特别是有些针灸师，他们有众议员或者参议员是他们的病人，或者有能与众议员、参议员说上话的病人，将他们统统动员起来，帮助 lobby，还起草了"议案"发给大家，动员大家的病人签字。当时的几所中医学校、中医协会的头头们牵头，通过不少热心有头脑的针灸师以及当时利益所在的针灸从业者们多方努力，经过几年的时间，针灸法案终于出炉了。

3，第一批针灸师执照

在这个法案中，什么人有资格成为第一批执照针灸师，曾经是重点的讨论项目。以学历为条件是不行的，因为大家心照不宣，中医可以自学成才，有不少家学渊源深厚，所谓"祖传是医"，并没有在学校里受过中医教育；还有不少西医医生，特别是中国、韩国、越南、欧洲、非洲、南美洲、美国，以及许多东南亚人，每个国家都有自己的自然医学、针灸技术，不可能统一。不少国家没有中医学校，或者靠祖传，或者靠自学，都自有一套治病的路数。许多人在这里已经做了几十年的针灸，没有学历，但是他们有经验，是此地针灸界的先驱者、奠基人，是他们最早的针灸实践，才趟出了这条路。而且众所周知，中国历史上几千年也没有中医学校，还不是出了大批中医大家，正所谓秀才学医，笼里抓鸡。这是后来美国中医的学院派与祖传派、学徒派、自学派的渊源。

立法的目的是利于管理，而不是让一大批人从此失业。立法的精神是让人们都有工作，自食其力。按照美国的劳动法、失业法，没有工作的人，要由政府养活，政府当然不会希望增加大批的失业人员。因此对于第一批针灸师的资格认证，给出了非常宽松的条件，基本上把当时正在做针灸的人都包括进来了，业内称其为"老爷证"（Grandfather Certification）。最主要的条件是，有国家针灸师资格考试委员会（NCCA，National Certification Commission for Acupuncture，后来改为 NCCAOM，National Certification Commission for Acupuncture and Oriental Medicine）的考试合格证书；一直在西医医生监护下做针灸的针灸师；在本州做针灸超过五年，有报税单据证明的针灸师，当然还有一些其他法律有关的证明文件等等，都可以得到执照或者临时执照。对不能满足某些条件的，发给一到两年的临时执照，让你去考"国家针灸师资格考试委员会"的考试，考试通过以后，把证书交给医务署下属的针灸委员会，就可以换成正式的执照。

说到老爷证，这在美国是有历史的。百余年前，西医医生的执照施行时，也曾经遇到过棘手的问题：如何对待已经在行医的医生。他们中的很多人没有接受过相应的教育，但是他们很有经验，也受到社区病人与同事们的尊重。为了允许这些有经验的医生继续行医，同时又提高新入行者的专业标准，采用了"老祖父"条款（Grandfather Clause）。这个老祖父条款是美国南方各州曾经施行过的法律，目的是让南北战争以前享有选举权的人，即使没有文化，没有接受教育，也能享有选举权。当时将这种办法套用到首次医生执照授予当中。既让有经验、没学历的医生继续有行医的权利，又可以随着时间，使高素质新毕业的医学生逐渐取代老辈非学院派的医生，让全体当时正在行医的医生都能继续有工作。现在针灸立法也遵循了这条"老祖父"条款，这在法律上叫做：遵循先例（Stare decisis）。

所有针灸执照申请人都要通过一项英文的"洁针技术"考试，由国家洁针技术考试委员会派人来出题和监考。其目的是保证所有的针灸师们都懂得并且执行无菌操作，避免感染。看，美国人不懂针灸，但是看你们效果不错，老百姓接受而且喜欢，好啊，有愿意扎针的，有愿意被扎的，你们干吧，但是基本原则是不能传染疾病，你们的针灸针要刺入皮肤，必须无菌操作，不能含糊，所以洁针技术考试是必须的。这项考试包括笔试和面试两项。首先必需阅读《针灸师洁针技术手册》（Clean Needle Technique – Manual for Acupuncturists），然后参加一个为期半天的洁针理论课程和训练，有学习证明就可以报名参加洁针技术考试了。笔试又叫理论部分考试，要完成 20 道选择题。面试又叫实际操作考试，看你能否执行无菌操作的针灸技术。你要当面给考官表演一下，如何消毒；如何手持针具，例如手只能拿针柄，不能够碰针体；用过以后的针具不能随便放，要放进一个密闭的，针不可以穿透的容器里等等，教材上都有提示。

当年州里那些洁针技术面试的考官，是本州资格比较老的针灸师，他们在考我们的时候，自己也还没有本州的针灸师执照。但是他们已经在别的地方通过了这项国家针灸师洁针技术考试，所以被国家针灸师洁针技术考试委员会指派来给我们作考官。考我的考官就是本地一位老资格的针灸师女士，很和善，也很认真，一直盯着我，看我的表演，最后写了一个"通过"。

两项考试都通过了，就可以获得洁针技术考试证书，这是申请本州针灸师执照的必须证书之一。

从讨论立法，拿出提案，法律游说，法案出炉，执行法案，组织大家考试，每位针灸师开始申请，直到最后拿到执照，这中间有两年多的艰苦努力。最终第一批针灸师们的执照签署日期是 1994 年 8 月 19 日，后来这批人被称为本州针灸奠基人。大部分针灸师是当年秋季陆续收到执照的。

4，立法中没人因此失业

据笔者所知，在这次针灸立法过程中，本州所有原来做针灸的人，没有一个因为拿不到针灸师执照或者临时执照而失业。不合格的人一般可以得到临时执照，然后再通过参加考试换取正式的执照。有一些人拿到了临时执照，但是实在通不过国家针灸师证书委员会的考试，或者洁针技术考试，最后得不到永久执照。还有一些人，即使拿到了永久执照，但因为种种原因，实在生意不好，不得不自行终止了针灸实践，另谋出路，也就放弃了针灸执照，可以称作自生自灭了。

经过这样自然"淘汰"的过程，三五年以后，本州的针灸行业渐渐走上了正轨，针灸的法律和法规不断地慢慢健全和完善起来。每一年州针灸委员会都开几次会议，讨论应该修改和添加的法律。这种会议，在网上可以查到，如果有兴趣，任何人都可以去旁听。

从整个立法过程来看，是针灸师们自己的组织——针灸协会——在推动立法过程和订立各种规章，并非政府部门拿出什么规章来限制针灸师。

5，针灸法律的逐渐完善

针灸立法以后，成立了州针灸委员会，隶属于州医务署，制定出针灸法案，那以后每年都修改州针灸法案。现在的针灸法律已经越来越严格了，执照的获取也比刚开始的时候难多了，增加了托福考试成绩、学历要求等。要想申请本州的针灸师执照，只要找到网址上网，所有的申请条件很容易找到，不过因为每年都可能有变化，所以要经常去看，才能得到最新的信息。

针灸法案对于针灸学校的办学资质也慢慢规范化，不像没法的时候，什么人都可以办学，学校怎么办都行。例如校长的资质，学校的学时、规模，图书馆的要求，实习基地等等。也添加了必须通过针灸与东方医学认证委员会认证，州、国家高等院校认证等。这些针灸法律每年都修改，使其更加专业化、规范化。

立法后不久，添加了针灸师"继续教育"的要求。每年换照的时候都要问针灸师是否接受了 17 个小时的中医针灸再教育课程。这种再教育课程结束以后都会发一个证书，要保存好这个证书，州医务署可能会抽查。17 个小时中包括医德至少 1 学分，针灸知识至少 8 学分，中药至少 3 学分，一般生物学知识 2 学分以上等等。但是每年这个规定都有可能变化，所以最好经常查询。例如，从 2019 年 9 月 1 日开始，换照需要做国家公共安全部和联邦调查局有记录的指纹，以保证针灸师们没有犯罪记录。

笔者亲自见证了本州针灸从"无法"到"有法"的过程。正所谓"世上本没有路，走的人多了，也便成了路"。世上本无法，干的人多了就有了法。法律的目的是管理，以利于人民更有秩序的工作和生活。笔者思维中，应该由国家、政府制定法规，然后小商贩们遵照执行。而在这里，小商贩们先在那里营业，然后自己组织起来，要求政府立法，并且提出立法要求，"我们希望怎么被管理"。州医务署下属的针灸署是由有针灸管理经验的针灸学校校长,有较长本州针灸经历、德高望重的针灸师,以及对针灸有一定了解的西医医生共同组成的。

(三)从针灸的立法过程看法律的民主精神

从针灸的立法过程以及针灸学校的认证过程,可以看到一种精神,即鼓励人民做事,而不是定出条条框框来限制你做事。只要你不做坏事,政府并不给人太多的限制,还会定出比较宽松的条件帮你做事。中医作为一种替代医学,帮助主流医学解决了许多患者的痛苦,实现了病人有医疗选择权的愿望,病人们说他们得到了健康上的帮助;针灸师们可以养活自己和他们的家人;针灸诊所和学校可以雇不少雇员、教职员工,解决了许多人的就业问题;学生们有学上,将来有工作做,这都是在为政府分忧解难。这些人如果没事做就要申请政府救济,那将是大笔开支。从社会安定的大局来说,大家都高高兴兴地做自己喜欢的事,有愿意扎针的,有愿意被扎的,有人愿意教书,有人愿意学习,有利于社会的和谐稳定,政府何乐而不为呢。

法是人定的,没人做的事就不会有法律,有人做的事,才会慢慢有法律生成,为的是管理,让大家有所依据。最早在美国扎针的针灸师们曾经冒着非法的嫌疑,打开了这条生路,随着做的人越来越多,政府就开始睁一只眼,闭一只眼,最后不得不立法来管理了。

这也是为什么美国有这么多的野鸡大学(这是中国人起的

名字，美国没有这么说），却没有人管的原因，它根本就不想管。它提倡教育自由，办学自由，有本事你就办，最后能不能长久生存，就看你的本事了。如果有人杀人放火，抢劫盗窃，你看有没有人管！曾有中国学生说了几句"威胁"的话，被起诉关了好久的案例。换句话说，野鸡大学，不等于非法大学；非认证大学，也不等于非法大学。从网上看到经常有某某人被举报是野鸡大学毕业的。实际上，应该弄清的是那个学校存在不存在。如果当时学校存在，那么学生是没有责任的。至于学校是否被认证，那是他求职呈上学历的时候，用人单位的事。用人单位如果了解那个学校教出来的学生水平不高，可以不录用这个人。或者明知那个学校水平不高，但是觉得这个人还是有本事的，也可以录用他。中国教育部曾经发出了一个不被大陆认可的美国学校名单，那是中国自己的事，你不认可，不等于它不存在，它照样可以教课、发证。当然如果大陆不认可，那么将来学生毕业以后在中国找工作就会比较麻烦，自然学生就不愿意来你这里上学。如果所在的州对某种学校有了法律规定，那就必须遵守。例如本州现在规定，针灸学校必须经过针灸与东方医学认证委员会（ACAOM，The Accreditation Commission for Acupuncture and Oriental Medicine）的认证。申请针灸执照的人，必须是从"已经被 ACAOM 认证过了的学校毕业"的学生，其它学校毕业的学生州里不认可。这就使得不去认证的学校没有了生存的机会，自然就被淘汰了。笔者所在这个城市原来就有一所相当规模的针灸学校，笔者也在那里教过针灸中药，许多中医院校毕业生们都在那里工作过，开了许多年，看起来生意不错，但是最后倒闭了，或许与不能通过 ACAOM 的认证有关。

当然也有野鸡学校被取缔的，那它一定是违法乱纪了，骗人了，没有教课说上课了，甚至让学生花钱买证等等。

有人认为国家办的学校（官方的）就是正规的，合法的，好的；其实在美国人的思维里，往往私立学校才是最好的。很多人宁可花几倍多的学费，送自己的孩子去上私立学校。有一位美国朋友告诉我，她最不喜欢政府的学校。有一个著名大学毕业的高材生，在美国干房地产赚钱落脚以后，想到的第一件事情就是送自己的小孩去上私立学校，宁可搬家，靠近那所学校。其实政府的学校，所谓公立学校，福利很多，也很方便，但是人们有钱还是送孩子去上私立学校，认为私立学校的办学水平高，对孩子的教育好。中美百姓思维中对公立学校（Public School）与私立学校（private school）的看法不同。美国最好的几所大学都是私立大学，如哈佛大学、耶鲁大学、杜克大学。当然不能说公立大学不好，但是一般人们总是说，政府的学校不如私立的学校好。

如果学生拉大旗，做虎皮，为非作歹，行骗欺诈，你看有没有人管！那就真正是"犯法"了。你不骗人，不违法，不伤害别人的利益，自己创造就业机会，自食其力，自立谋生，还帮助别人，国家给你这种自由。在立法的过程中，无论是对针灸师还是对针灸学校，并不是一刀切，上来就订出一些条条框框，把一些从事针灸的人划进来，把另外一些从事针灸的人划出去。州里也并没有说哪一个学校合法，那一个学校不合法，而是通过规范让他们自生自灭，既有条条框框，又给每个人、每个学校以出路，可以给你几年甚至更长的时间慢慢改进，从而进入到那些"条条框框"里边，也就是说，这样的规则是以管理为目的。想起一位老华侨说过的话：在某些国家，先抓了人，然后你要来证明你没有犯罪；在美国，必须先证明某人犯了罪，你才能抓人。当然这是几十年前的老皇历了。

作为一名普通针灸师，笔者之所见的本州针灸立法过程仅是九牛一毛，真正引领整个过程，与州医务署、参议员、众议员、律师打交道，动员、引领针灸师与民众的领袖们，他们的远见智慧与努力是最后成功立法的关键，这其中的艰辛过程，恐怕只有他们自己知道。

其实本州针灸立法已经是沾了美国针灸先驱者们的光，是他们以身试法，从无到有，艰苦卓绝地把针灸的种子撒向异国他乡。

二、美国针灸创业史一隅

据 2018 年 3 月 21 日《中医药导报》文章《传承和创新——中医在美国的发展》，巩教授在第五期"湖湘中医大讲堂"的演讲中提到："以针灸为代表的中医已经在美国发展了四十多年。在美国，中医是外来品。中医的地位是一步一步地争取来的。通过两代中医针灸人的努力，四十七个州已经立法。美国有近六十所中医学院，近四万名执照针灸师，中医诊所遍布各地。"

那么四十年前，针灸在美国是一种什么样的局面呢？

2016 年第 1 期、第 2 期《中医药导报》连载一篇访谈，《点燃美国"针灸之火"——采访"华盛顿针灸中心"李耀武医师》，作者樊莹。他采访了美国针灸 "先行者"，当年（2015 年）83 岁的美国针灸界元老李耀武先生，听他侃侃而谈，讲述美国历史上第一家合法针灸诊所 "纽约针灸治疗中心"从 1972 年 5 月成立，到被迫关门转战华盛顿，成立"华盛顿针灸治疗中心"，最后迁到佛罗里达州前后的辛苦创业历程。这个故事可称是"针灸初入美国医法较量"之最。李耀武先生冒着"非法"、"入狱"的风险，拼出针灸师这个合法职业。从中可以看到在无法可循的时候，"先行者"们是如何运用他们的聪明才智硬生生创出这条路，让我们大树底下好乘凉。针灸今日之合法局面来之不易。下面的介绍均是对《中医药导报》该文的摘编，若有出入，请以原文为准。这或许只是针灸燎原之火之中的一个星星，已足见其艰辛。

（一）纽约针灸治疗中心

1972 年之前，美国没有一家像样的针灸诊所，只有零零星星的华人做一点儿零散的针灸小生意，基本只是为华人服务。1972 年 2 月，借着尼克松访华之东风，一颗东方神秘明珠——针灸，被美国人发现了。《纽约时报》著名记者詹姆斯·赖斯顿（James Reston，1909 - 1995）无意中以美国人听得懂的方式，由他，这个美国人信赖的人，将这颗明珠介绍给了美国大众。这个介绍，进入了主流层面、医学层面、知识层面，也是大众层面，因为是由主流媒体人撰写、在主流媒体发布的，于是迅速引起全美大众的关注。这个关注也带有时代性，中国建国以后与西方隔绝二十多年，虽然不知"里面"到底什么样子，但是中国的种种壮举已经让西方世界刮目相看，他们早已拭目以待想知道"里面"有什么好东西，迫不及待地想揭开蒙在中国奥妙国土上面的神秘面纱，一窥里面的"真容"，也就是说，他们的探宝之心由来已久。

报刊杂志连篇累牍的报道，使得美国人的探秘心理日益增长，人们跃跃欲试想尝试针灸的热潮迅速在美国兴起。而在当时针灸还不是一个正式的或法律认定的专业，也根本没有"针灸师"(acupuncturist)这个职位。那些零星的针灸小生意满足不了大众的这种强烈好奇心。见过大世面，人脉广泛，兼懂针灸的科技精英李耀武先生，当时正值不惑之年，他敏锐地觉察到一个机遇——针灸，这个古老的中国医疗技术可以就此在美国开始它的"西游之旅"。他认识两位犹太人，一位是本森（Arnold Benson）医师，MD 背景，对针灸有认识也感兴趣。另一位是颇具商业头脑的地产开发商纽马克 (Charles Newmark)。这三个人一拍即合，"天时、地利、人和"全有了，于是美国历史上第一个正式的针灸中心成立了，叫做"纽约针灸治疗中心"（Acupuncture Center of New York）。这个组合迁就了当时的医疗与法律现状——西医诊断，针灸治疗，取名"中心"（center），是 二十到四十年前一个普遍的针灸机构称呼，以规避 Clinic 这个医疗用语。

李先生整合了当时纽约一些零星的中医诊所，决定与三位合伙人在 1972 年 4 月合开针灸中心；最重要的是，他 1972 年 5 月向纽约市医疗管理委员会（New York Board of Medicine）正式提出从事针灸的书面报告。虽然当时没有得到回应，但是他们明智的选择至今令人敬佩：从一开始就正大光明地向政府争取合法从业地位。可想而知，那些医务署的政府官员们多么为难、尴尬：他们不懂，可又要他们承认、批准。

另一个明智之举是召开新闻发布会，借着当时媒体报道针灸的东风，大力宣传针灸中心的正式成立，不仅让民众了解针灸，还给了他们尝试针灸的一个地方，也从经济上为自己站稳脚跟奠定基础，可谓一举三得。他们的新闻发布会引起了相当大关注，NBC、CBC、ABC、Times, Newsday, The East West Journal、New York Times 和 Newsweek 等知名报刊杂志、电视台等，来了九十多位记者。还安排了十二位病人现场治疗，以及三位合伙人的现场答问。

现场记者们的质疑是：没有医疗管理委员会的批准而从事针灸治疗，是否非法；针灸没有科学依据，是利用针灸的名义骗钱；尤其是有一个《纽约时报》的记者，十分偏激，竟然说"中国是一个落伍的国家，根本没有医学可言"。面对这些质疑，李先生精彩地回答："什么是医学？什么是科学？请问在场每个人，你们能说得清么？"，"（这时纽马克拉拉我的衣角，让我慢慢讲、别生气）"，"我认为中医是科学、也是哲学。请问大家阿司匹林为什么会有效？我估计没有一个科学家或西医可以说得非常清楚。医学实际上就是科学和临床经验交织在一道的学科，没有人能知道得很透彻，很多事情实际上并不确定，西医学也是从经验发展起来的。中医三千多年了，临床治疗了无数的病人，之所以至今还是有效，必然是有其科学基础。针灸也是夹杂了很多经验，不能因为你们听不懂它的理论就说它不科学。如果我用希伯来语讲科学的知识，你们会听不懂，听不懂不可以此作为判断我说的是科学的还是不科学的，同样你们不可以因为听不懂中医理论，就判断针灸是巫术。对针灸不了解，不能挖苦、反对，乱下结论，你们立场不对。我是科学家、也是医学家，可以在这里给你们解释：针灸就是用外在的刺激来治疗内在疾病。"精彩绝伦！世界是强者的！

李先生请病人拉芒德来，在他身上作现场针灸示范。用一台针灸穴位探测仪，找到穴位，也就是环跳穴，机器发出了悦耳的音乐声；请李静平医生用4寸针扎进环跳，患者坐骨神经痛立刻减轻；同时为牧师卡特现场治疗头痛，也非常有效。然后他一一回答了记者们的提问。他心中算好时间，及时结束了发布会，以便记者有时间把会上内容登上电视的晚间新闻。结果，当地晚间新闻播放现场演示和解答，引起民间震动，当晚就有三百多人打电话来预约、咨询，中心的八个助理忙了一个通宵。大多数报纸的报道则在第二天，即7月6日刊出。美国连同世界各地共有280多家报纸报道了纽约针灸治疗中心"一炮打响"的开业，从而开启了针灸在美国的一个里程碑式的篇章。

（二）一波三折

第二周，诊所每日可以看150位病人，收入10,000多美元。

针灸治疗诊所生意的红火，引起了纽约医疗管理委员会的关注，以"针灸是医疗项目、只有有执照的西医可以使用"为由命令停诊。诊所的行政主管想出改用西医打针、中医指导的方案，缓解了危机。两周后医疗管理委员会又来了第二个命令，"针灸是医疗项目，只有在纽约有执照的西医可以使用；但针灸只可以在（西医）医学院或教学医院里使用。"李先生等人试着与教学医院等机构沟通，但遇到他们要钱，并且他们要控制诊所的经营和经济等问题。之后又接到第三个命令："针灸必须在医学院、批准的研究项目中才能使用。"实际上是封杀中医师或西医师在临床上应用针灸治疗病人。纽约针灸治疗中心的律师跟医疗管理当局开始打官司，"我们强烈认为这些命令没有法律依据，我们的诊所是合法经营的，我们在没有败诉前可以继续开业。就在一方坚持开业、一方强迫关闭的情况下，美国联邦调查局 (FBI) 介入，理由是为了避免总统选举和当选的过程中有人制造政治风波、影响选举，法官倒向医疗管理委员会一方，强行判决我们关门，并冻结了我们的银行账户。11 月 19 日尼克松当选连任总统的第二天中午，二十多名身穿黑色便衣的警察前来封门。"当时由李先生出面，请求 FBI 等便衣警察让已经交过费的病人看完病，针灸治疗完成之后再予清场，这也是为了对病人公平。他们商议之后同意了，所以当日实际上是下午 5 点半才被迫关门，整个过程基本上是有序的。

许多病人到法院抗议，纽约州总检察长担心事态扩大，出面斡旋，要求双方私下和解，最后达成的协议是"医疗管理委员会一方撤案，诊所一方同意暂时关闭"。第二天银行账户解冻，得以支付律师费用。纽约州总检察长专门发了通告并施压纽约医疗管理部门，让他们尽快立法，让针灸合法，让针灸师得以在当地合法行医。

针灸诊所被迫关门了，合伙人们商量如何闯出新路。有一位纽约大邮轮公司的老板建议说：把病人带上邮轮，只要船开出纽约三海里，纽约医疗管理当局就管不着。"针灸油轮"？创举！有个飞机公司老板说，利用波音 747 改造成诊所，让病人进国际机场，这样做针灸，地方政府管不着。他们其实是想利用针灸赚钱，也被谢绝了。为了在美国本土争取合法权益，李先生他们决定寻求能接受针灸的地区，向许多州和地区发出信函，寻找接收针灸治疗的地方。工作人员不辞退，上半班，半培训。这正是："有人就有一切"，留住人等待机会。终于识货的来了，华盛顿特区医疗管理委员会（DC Board of Medicine)向他们抛来了橄榄枝，负责人来电说："我们请你们来，我们这里政治气候比纽约好得太多了，你们可以马上就来"。当时李先生觉得难以置信，问："您可以给我一封正式的邀请信吗？"对方说他的秘书会出具一个文件，让李先生周一中午来取。当时华盛顿特区由国会直接管理，还不是一个独立的城市，它的医疗管理委员会由议员助理等直接管理，比较自由、开明。纽约针灸治疗中心的原班人马真是留对了。第二天，也就是周六早上，全体出发去华盛顿，主要的医生和管理层乘车，其他辅助人员乘火车。许多新闻记者也跟随着一起去了车站，前往华盛顿。

他们在白宫不远处的宾州大道扎下了根，"华盛顿针灸治疗中心"（注册的英文名字是 Acupuncture Center of Washington）成立了。职员六十多人，租了三十多间房子作为宿舍。快速装修了 4,500 多平方英尺的诊所，第二周 1972 年 12 月 28 日正式开业。

从纽约 1972 年 5 月第一家诊所生存五个多月，到 1972 年 12 月 28 日华盛顿第二家诊所开业，针灸元老付出了多少艰辛！

（三）华盛顿针灸治疗中心

美国人追逐时尚风潮，很快针灸风暴席卷以华府为中心的东岸各地。华盛顿针灸治疗中心的病人急剧增多，开诊两个半月他们不得不扩大诊所，最多的时候，病人每天多达 650 人，两个诊所合计则有近千病人（加上家属，则达两千多人）。这两个针灸诊所周围地区的旅馆（包括 DC 以及弗吉尼亚、马里兰州）生意异常红火，从各地运送病人来 DC 作针灸的汽车也络绎不绝。华盛顿一时成为"针灸的首都"。

樊莹医生说："华盛顿针灸治疗中心是真正意义上的美国全国第一家'完全合法'的针灸诊所，并且是当时全国唯一的对公众开放的医疗性（不是研究性的）针灸诊所。批准日期是 1972 年 12 月 22 日"。针灸西游又一个重要的里程碑！

李耀武医生说："一个患重病的病人，在走投无路的情况下来到我们针灸中心，经过一个月的针灸治疗（为他看病的是何素婵，我们自己培养的针灸医生），得到康复。这个患者感到针灸对很多疾病有意想不到的效果，为了帮助各地的患者，他发起了包租长途汽车送病人来我们中心，主要是从纽约、新泽西、费城等地每周数次接送病人，当日来回，每次两三车（120～180人）。很多病人都感谢他的帮助。由于当时针灸诊所不多，我们的病人来自美国各地，也有不少国外的病人。"

由于美国西医对针灸的无知，加上西医那种根深蒂固"唯我独尊"的医疗特权思想，也出于商业竞争的目的，当然冠冕堂皇的理由永远是"公众健康"利益的考虑，红火的针灸再次引起美国各地西医把持的医疗管理机构和药品生产商的焦虑和不安，他们联合起来把当时的华盛顿特区政府告上法庭，但法院判决他们败诉。

1974年初，华盛顿特区的行政事务不再由国会管理，成立了独立的市政府，医疗管理当局换由当地西医主持，针灸再次成了被攻击的对象。他们请了一些记者搞所谓的调查。《华盛顿时报》（Washington Times）有一个叫麦克的记者，在华盛顿诊所待了一个星期，观察病人，听诊所的讲座。然后，他的文章见报了，用了一寸半高的大字标题："针灸是一个欺骗的艺术或者就是骗术？"据称他采访了八十多个病人，没有几个觉得针灸之后得到好转，大多数人觉得对针灸失望；还说这些针灸医生不知是从哪里来的，不知是不是非法入境的，号召移民局调查这些医生的底细。

（四）刚刚起步的针灸再次面临"非法"风暴

1974年，华盛顿特区新的医疗管理委员会先后六次给诊所命令，要求关闭针灸中心。美国医学会联合华盛顿特区新的医疗管理当局在联邦法院对针灸中心提起诉讼，他们不用特区的当地法院，主要目的是想在联邦层面否定针灸。

为了针灸这个行业、也为了针灸中心的生存，李医生及其合伙人们不得不应诉。俗话说，不做亏心事，不怕鬼叫门。诊所的医生都是通过合法途径、合法手续，从香港和澳门招聘来美国的，聘请时在移民局都有专案。1973 年，诊所移民律师通过国会的人力资源委员会（Manpower Committee）申请立案，以聘请针灸师从事医疗服务（Medical Practice）。这也是在联邦法律文件中第一次有了"针灸师"的名称，并且针灸师的定义是从事医疗服务的。又一个里程碑！

诉讼是漫长的，病人、针灸师、爱护针灸的医生都加入助阵，不少被针灸治好的重病人现身说法，感人至深。最终法院宣布：病人有选择针灸治疗的权利，针灸师有权合法执业，并强调这是终审决定，不接受上诉。这场官司最终打赢了，这就在联邦层面上确立了针灸的合法地位。与此同时，很多针灸师和热心人士也在各地积极争取权益，一些州先后针灸立法。虽然最终获胜，但这些先行者们实在也是筋疲力尽，投入了无穷的精力、时间，用掉不少金钱。

（五）新环境下的针灸"水土不服"

然而随后的经历却更加严峻。东方射进西方的这支神秘医疗之箭，不久就开始"水土不服"，遇到了强大的文化与医学的挑战。医界开始大举反击，刻意打压，用科学向民众普及针灸的不科学；西方文化为主体的媒体发出连篇负面报道；大众从刚刚开始的好奇和迷信转为不信和不再尝试；当然立法机构的连连打压，让这支孤军奋战的"针灸之船"官司缠身，内部人心涣散；也由于当时美国经济不景气，人们付不出保险不付账的针灸费用，于是1976年"华盛顿针灸治疗中心"大部分不得不搬迁到佛罗里达州。

李耀武先生与他的两个合伙人，本森医生和纽马克先生，以及"纽约针灸治疗中心"的先驱者们，在1970年代初将针灸引入美国的第一场战斗中立下汗马功劳，成功地把针灸的种子播在异国他乡。这以后星星之火开始燎原，全美国各个州的中医针灸业者们纷纷以他们的针灸实践滋润着这片土壤，第二代、第三代针灸师们前赴后继，继续耕耘，才形成如今针灸在各州逐渐立法，开始迈向主流医学的大好局面。

其实这么艰难的针灸创业史，比起中药目前仍然无序的状态还算是幸运多了。中药目前根本不是药，只是营养补充剂，作为营养补充剂，它"法定"不能"治病"（参见《中美中药概念差与译差》），何时可以变成药还遥遥无期。如果宣传用中药治病会怎么样呢？请参见辑四的第8节"2018年FDA中药警告事件"，从中药在美国蹉跎史中这个小小的涟漪，足见中医西游的艰难。

中医针灸不但为西方文化所诟病，也受到各方人士的褒贬。笔者以为，中医与西医应用的语言不同，西医是科学语言，中医是文学语言、哲学语言、模糊语言。这些语言描述"科学"问题是不严谨的，所以钱学森先生50年代就提出要用"现代语言"描述中医。这个现代语言，一方面是从文言文到白话文，也包括对文学语言、模糊语言进行改进，使其理论的说明更加准确与完善。

三、趣谈中医语言

西医是科学，中医是半人文科学。西医语言是科学语言，中医语言是模糊语言。西医语言是精确语言，中医语言是文学语言。西医书是科学家写的，中医书是文人秀才写的。

化学、物理、数学都使用科学语言、精确语言，本质就是对知识进行数据与图像的精确表达。西医本来也有一些非精准的知识，例如诊断中的望触叩听，而现代医学越来越讲究"精准"，都是依靠影像学、化验室的客观证据，对精确证据的需要不言而喻，那些不大精准的望触叩听就很少有人做了。

许多患者通过精准医学检查找不到病，但是症状却是实实在在存在的，不精准的中医不少时候能"精准"地治好这些疾病。

写书得识文断字，"文是基础医是楼"，"半个秀才就是医"，"秀才学医，笼里抓鸡"，中医理论与经验传承的方式——医书——都是文人秀才写的，不是"科学家"写的。中医的道理是以文学语言进行表述，以思辨方式进行研究的，也就是说，学好中文就能学好中医。

几千年来，中国人读书的目的就是做官，做不成官呢，俗称：

"不为良相，即为良医"。中医的鼻祖张仲景就是弃仕而从医的。这种习惯沿袭至今。近年在电视上讲中医的XXX，非常受欢迎。其实她是北大中文系毕业的，在北京中医药大学是医古文教研室教中文的。古文基础好，成就了她的医学之楼，她把中医讲得头头是道，不单理论，包括治疗，哲学、文学、医学，融会贯通，很有自己独到的见解，对老百姓非常有帮助，中医药院校的毕业生们也望尘莫及。如果出生在千百年前，她很可能成为一个"大医"、"良医"。

1950年代就有科学家提出中医要现代化，要把中医语言变成科学语言。什么叫做中医现代化？有两种解释，第一是语言上从古代文言文变成现代白话文，第二就是医理的解释，如何用现代的医学科学知识语言解释中医的理论。

（一）有时候"模糊语言表达精准含义"

高矮、胖瘦、寒热、虚实、表里，就属于模糊语言。就其每一句话的含义来说，它的准确程度是较低的，但是若干模糊语言经过人脑的模糊思维，就能如实地反映客观事物及其规律性，甚至比精确语言带给人的信息更清晰。因此有人称：模糊语言，精确表达。

举个例子，用精确语言描述一个人：四十岁，女性，身高1.54米，体重150斤，胸围0.95米，头发的最大弧度是270度，最小弧度是10度，鼻尖高1.2厘米，眼睛宽2.1厘米，嘴角宽4.5厘米。看了这些，你能清楚地想象出这个人的模样吗？相反，如果这样描述：某中年妇女，矮个子，体胖，烫发，大眼睛，高鼻梁，大嘴，虽然这里使用的是模糊语言，但是此时，这个人的相貌反映到脑海中会比精确语言描述得更清晰一些。这说明，在某些情况下，精确语言表述的是模糊概念，模糊语言表述的是精确概念。人脑是模糊思维，接受模糊语言，不同于电脑，电脑是精确思维。

（二）文学语言的华丽，对仗，简练，比喻，夸张

古代写医书的文人都是从做对子开始的，这些漂亮的对子，华丽、对仗，琅琅上口，意思也深奥玄妙。"天之大宝只此一丸红日，人之大宝只此一系真阳"，中医基础理论第一堂课上，老师引用的这句话，让人一下子就喜欢上了中医。

作为文学语言，中医的许多"理论"，都是用漂亮的"对子"表达的。"邪气盛则实，精气夺则虚"，"气有余便是火，液有余便是痰"，就是很工整的上下联，就差横批了。其实类似这样的对子作为医学理论的表达，它的意思是含混不清的，过于追求语言的华丽、简练、对仗和工整，类似的例子不胜枚举，给了后世极大的想象空间、争辩余地，造成"于无字处去推敲"的现象。

比喻和夸张在文学语言中是屡见不鲜的，譬如怒发冲冠、偷天换日、铜墙铁壁、五体投地、削足适履等等，这些"物质外壳"的"思想内容"与词语表面的意思是不一样的。因此，语言学家们编出《汉语成语词典》来说明它们的出典、意义以

及应用。中医著作也是这样，所以人们说：必悉其理，不可守其言，于无字处去推敲。我一直不能理解，这又不是鲁迅的"人血馒头"，让人们去推敲它的含义，这是医学理论，有话为什么不直说呢？没有字，还让人们去推敲，那就会想出混乱的不同意思的结果来。所以现代中医学家们编出《中医辞典》，直白解释中医辞汇的含义。

《内经·四气调神大论》曰："是故圣人不治已病治未病，不治已乱治未乱……夫病已成而后药之，乱已成而后治之，譬犹渴而穿井，斗而铸锥，不亦晚乎！"这句话的合理内核被后世多所引用，是中医治未病的经典语句。但是如果仅从字面分析，于理是不妥的：难道高明的医生只治没有生病的人，不治已经生病的人？难道有了病再吃药就已经晚了，倒是应该让没有病的人去吃药？且渴而穿井对解渴固然晚了，斗而铸锥对兴兵伐乱固然晚了，但是病成而药并不晚，否则岂不是得了病就没治了。所谓"矫枉必须过正，不过正就不能矫枉"，讲道理的时候加上一些夸张和比喻就更加形象生动。

（三）语法问题

谈到语言就难免会涉及词法与句法，有时候由于词法与句法的不严谨，理解起来也有困难，要费许多话去诠释，才能找出其中的合理内核。《伤寒论》第 95 条，论述桂枝汤的一个适应证："太阳病，发热，汗出者，此为荣弱卫强，故使汗出，欲救邪风者，宜桂枝汤。"对这个"荣弱卫强"如何理解，给后世留下许多空间。

"卫强,是指风寒束表,卫气浮盛于外;荣弱,相对卫强而言,实指卫外不固,营不内守。……卫强,在本条是个病理概念,因'卫强'而致营卫不调,因'卫强'而致人体卫外功能降低,所谓太过不及均是病态,此'卫强'乃指邪气实,切不可以生理性卫强理解之。"(引自《伤寒论》--高等中医院校教学参考丛书,第 30 页。主编李培生,副主编刘渡舟,人民卫生出版社,1987 年 5 月第 1 版,2000 年 7 月第 1 版第 6 次印刷)

"荣弱卫强"是一个联合词组,由"卫强","荣弱",这两个主谓词组组成,这两个主谓词组的主语都被省略了,只用"卫","荣",这两个地点状语来代替。"卫强"的主语是邪正,"荣弱"的主语仅是正,如果用"卫分的邪气尚强,或者邪正俱强,营分的阴液已伤"来表达,或许更准确一些。中国的文学语言比较追求语言的四六句,不大注重语法是否严谨,这也是造成中医理论含混模糊的一个原因。

(四)中文语言的一词多义

中文语言的一词多义也使得一些中医文句意思有许多不确定性,后世不得不"注解、诠释、发挥"。如"膏粱之变,足生大丁"(《内经·生气通天论》),这里的"足",曾经被理解为脚,即,吃得太油腻了,脚上长大疮。后来人们难以解释,为什么吃得太油腻了,脚上会长大疮,别的地方不长呢?直到有人解释为,"足以"使人长大疮,而非"脚"也,这才把意思明确下来。

（五）概念问题

古典医籍一般不用定义的方式阐述概念，但是在阅读的时候，会觉得某些话似乎是对概念的定义。仔细推敲，又会发现，是不准确，不完整的定义。

例如，《素问·通评虚实论》说："邪气盛则实，精气夺则虚"，似乎是在对虚实下定义。王冰注曰："夺，谓精气减少，如夺去也"。好像是说，邪气强盛就是实证，正气虚弱就是虚证。但是《内经》也曾经有名言："正气存内邪不可干，邪之所凑其气必虚"，任何疾病都是邪气侵犯和正气虚弱造成的，哪一种为实证，哪一种为虚证呢？丹波元坚在《素问识》中说："邪气之客于人体，其始必乘精气之虚而入，已入，而精气旺，与邪俱盛则为实，如伤寒胃家实证是也；若夫及邪入而客，精气不能与之相抗，为邪气所夺则为虚，如伤寒直中证是也。"这才是对实证与虚证比较全面而确切的解释。也就是说，疾病过程中，邪正双方处于矛盾斗争的动态变化之中，当邪气虽然强盛，但是正气亦不虚弱，邪正俱强，剧烈交争的时候，邪气的强盛为主要矛盾方面，这种情况就是实证；当相对而言，正气虚弱，无力抗邪，无论邪气是否强盛，这时候正气虚弱是主要矛盾方面，则为虚证。简而言之，邪正俱强为实证，正气虚弱为虚证。

再比如，"气有余便是火，液有余便是痰"。它强调了正气与邪火之间、正常的津液与痰邪之间的关系，说明邪火是由正气演化而来，痰邪是由正常的津液而化生的。但是语言表达得太绝对了。第一，邪火和痰邪不是正气和津液有余的产物，而是病态的正气与津液，是正气与津液代谢发生障碍的产物。因此，有邪火的病人也可能同时正气不足，而非正气有余；有痰液的病人也可能同时阴津亏，而非阴津有余。第二，病态的气不一定全都变成邪火，病态的液也不一定全都变成痰液，还可能生成气滞、水湿等其它的病理产物。所以，不如说，火是气的病理产物，痰是液的病理产物，可以减少一些理解中的误差。但是就文学语言来说，就不如"气有余便是火，液有余便是痰"的说法来得醒目，语言华丽对仗精简，更能吸引人的眼球和思维。至于意义，让后世去琢磨吧。

这些话虽然有点费解，仅用文学语言来看它所表达的意思，蛮有道理，也很深奥，所以自古中医在传授这些道理时，很少提及它们作为"科学语言"存在的问题。但是不能否认，初学者们心中曾经存在的问题，也是其他的"科学工作者"和不学中医的人心中存在的问题，更是中医理论"公说公有理，婆说婆有理"，同一句话有不同的解释、诠注的原因之一。有些古医籍中的话，刚听的时候认为说法有问题，听来听去，说来说去，大家都这么说，就变成了道理。

有些中医概念过于笼统，最典型莫过于阴、阳、气……阴阳是一个中医用得最多的概念，它的内涵和外延都非常复杂，在不同的地方，代表不同的意义。但是很多时候都不加任何解释，这使得学习中医有的时候就是在寻找这个词在某个地方的特定意义。

逻辑学在使用某个概念时，如果觉得其外延太宽，可以用增加内涵的方式加以限制，使该概念变成外延比较窄的概念。比如，"人"这个概念，如果用国别加以限制，可以分为中国人，美国人，法国人等；如果用性别加以限制，可以分为男人，女人；这样，人这个概念的外延就缩小了。又比如，"生物"这个概念，增加形体微小，构造简单等，就可以使它变成为"微生物"这样一个外延比较小一点儿的概念。微生物包括致病微生物与非致病微生物，其中致病微生物有很多种，结核杆菌是其中之一，如果说"生物可以引起结核病"，这就太不准确了，甚至可以说是错误的，只能说结核杆菌可以引起结核病。

阴阳是一个外延很宽的概念，当说明某一个具有阴阳的属性，而外延比较小的概念的时候，应该增加内涵。中医理论在说明问题的时候却不是这样，经常笼统地仅用阴阳两个字，读者要仔细揣摩，才能明白作者到底在说什么，也有的时候，根本琢磨不出来其中的精确含义。再加上不同的人有不同的理解，所以对经典著作的解读，流派纷呈。

例如，说明人体机能亢进意义上的"阳"的时候，可以用"邪火"来表示。朱丹溪"阳常有余"论中的"阳"，当指这种阳，而朱氏未加说明。若言人体的正常机能活动和物质基础，可以用"真阳之气"来表示。张介宾的"阳常不足"论中的"阳"，当指这个"阳"，张氏也未加说明，以至形成了不同的流派，以及所谓朱丹溪的"阳常有余，阴常不足"论与张介宾的"阳常不足，阴本无余"论之争。实际上这是不同的历史时期、不同的地域环境、不同的人体体质所造成的不同的治疗方法，也属于多极多路调节现象。朱丹溪也并非要砍伐作为人体正气的"阳气"，他说，"相火乃元气之贼"，是指病理的相火，失常的"阳"，亢进的功能活动；张介宾说的"相火乃人身之动气"，是生理的相火，是正常的功能活动。他们是在不同的侧重点上谈论人的生命现象。

在古典医籍中，这类问题很多。试分析下列两句中的阴和阳的实际含义："阴阳者，天地之道，万物之纲纪，变化之父母，生杀之本始"。"清阳出上窍，浊阴出下窍；清阳发腠理，浊阴走五脏；清阳实四肢，浊阴归六腑。"（《素问·阴阳应象大论》）

第一段中的阴阳，泛指自然界各种矛盾事物相互对立相互依存的属性。

第二段中各有三个"清阳"和"浊阴"。其中第一个和第二个"清阳"，指的是从上窍和皮表发散出去的代谢物中的轻清物质；第三个"清阳"是指充实人体四肢的轻清的营养物质；第一个和第三个"浊阴"，指的是从下窍和六腑排泄出去的代谢废物中的重浊物质；第二个"浊阴"是指藏于五脏中的重浊稠厚的营养物质。同样使用阴阳这个词，有时候代表营养，有时候代表废物，性质轻清者，就被称为"清阳"，无论他是营养还是废物；性质重浊者，就被称为是浊阴，也无论它是营养物质，还是代谢废物。

从以上分析可以看到，中医的阴阳，在不同的著作、不同的章节，会有不同的内涵、外延，即使在同一段文字中也或许有不同的意思。这种概念的运用方法，是中医的特点，也是缺点。所以从某个角度来讲，学习中医的过程，中医教学的许多任务，实际上就是在寻找和提取中医的文学语言中所表达的医学含义的过程。这也正是钱学森教授之所以说，要用通俗易懂的语言表达中医理论的原因之一。

一位美国卫生科学院的华侨博士 1970 年代在北中医的一次学术讲座上曾经发表了这样的见解："中医掺有不少带哲理性的名词，这使中西医在学术语言上有隔阂，即使我这样比较熟悉中文的老华侨也有隔雾观花之感"，他希望用最有效的语汇向国内外专家介绍中医理论。

四、案例随笔

（一）溃疡性结肠炎

中年男士，便泄、便血 5 个月，被诊为溃疡性结肠炎，持续用抗生素 5 个月。

便泻便血，日 10-12 次，有时候只有血没有便，血色鲜红，疲乏无力，舌淡，苔白微腻，脉缓尺沉。

辩证治疗：溃疡性结肠炎是一种目前尚不清楚的结肠和直肠慢性非特异性炎症性疾病，病变在大肠粘膜和粘膜下层，也有人认为是自身免疫性疾病。

中医分型主要是脾胃虚弱、脾肾阳虚、以及湿热困脾等。

这位患者目前表现一派虚象，湿热征象不明显。疲乏无力，便血鲜红，舌淡脉缓尺沉等，是脾肾阳虚，又以脾虚不摄血而泄泻便血为主。立补益脾肾，健脾摄血之法。

针刺：脾俞、肾俞、大肠俞、命门、腰阳关、十七椎下、次髎；

天枢、气海、关元、足三里、上下巨虚、公孙、内庭。

神灯：下背、少腹。

中药：黄芪 20mg、西洋参 10mg、当归 10mg、阿胶 10mg，试投一剂，水煎服。

2 天后，患者述：感到有力气，便泄、便血少于以前。自行停服抗生素。

中药：黄芪 20g、党参 6g、当归 10g、山药 10g、黄连 10g、苍术 10g、阿胶 12g、鹿角胶 5g。

自此患者日益好转，便泄便血逐渐停止，体力渐增，曾因情绪变化、喝酒、和辛辣食物刺激有过出血反复，后好转。

间断针灸，持续中药 50 天，病情逐渐好转，便泻便血完全停止，又找到工作，组建家庭（曾因病失业、失去家庭），临床治愈。

笔记：

1，溃疡性结肠炎一证，首先必辨虚实，虚者多为阳虚脾虚、气虚血虚，实者多为湿热。治疗上根据病人的虚实程度酌用温阳补肾、健脾摄血与清利湿热。该患者一直是以脾肾气虚、便血色鲜红为主，辨为气虚不摄血，重用健脾摄血，兼以清利湿热而愈。

2，从患者的反馈可以明显看到，情绪刺激，辛辣酒精，对疾病复发影响极大。患者也认识到这一点而避免之，对于后来彻底痊愈帮助极大。

3，补气法对于自愈力低下，难以自我康复的溃疡有帮助，当然补气法只适用于中医分型气虚者。不仅溃疡性结肠炎，其它溃疡，例如手术后伤口不愈合继发溃疡，深可见骨，迁延两年的老年女士，也以益气助阳法，使之两月痊愈。

（二）痰湿眩晕

中年女士，两年前开始眩晕，被诊为良性阵发性体位性眩晕（BPPV）。自那以后，每一年都要发作几次。西医检查过，不是内耳问题，不是美尼尔症。自述一贯血压偏低，109-120 / 60-70 mmhg。

辩证治疗：患者体胖虚浮，面色痿白，一贯贫血，易失眠，易便泄，平时无力。舌略胖，有齿痕，苔略厚而白，脉象尺沉寸关略滑数。属气血不足、脾气虚弱、阳气不振，痰湿壅盛上扰之症。随拟益气生阳健脾，祛湿化痰降逆之法。

针灸：以百会升阳，足三里益气，关元壮阳，丰隆化痰为主，辅以天枢、中脘、气海、陷谷。

上述四主穴运针时，患者自觉原来沉重的身体变轻松（脾湿而身重），针后眩晕止。

神灯：神阙

中药：半夏白术天麻丸加归脾丸。

三诊：眩晕没有了，睡眠好很多，无力有好转，每日大便次数仍然比较多。

带药自我保养。

三个月后告知，眩晕没有发作过，偶尔有失眠。归脾丸、柏子养心丸，慢慢调养。

四年后复诊：自从上次针灸治好后，将近四年眩晕没有发作过。现在又有眩晕两周。两周前，有过两次间隔两周的月经，量都很多，然后就开始眩晕。面色萎白，自述无力畏寒，舌淡胖，脉沉弱。

根据病史，患者是脾虚湿盛兼有血虚的体质，现在更年期开始了，两次大量出血，加重了血虚，下元不守，虚阳携痰浮越，再次造成眩晕。

针药治疗同前。痊愈。

笔记：中医有"无风不作眩"、"无虚不作眩"、"无痰不作眩"之说，这个病案舌脉证全部应验，正所谓痰湿、血虚、风盛并见，以健脾化痰、息风降逆为主治疗这类眩晕症效果不错。其痰湿所在是阳明经，阳明为多气多血之经。足三里为阳明经补穴，陷谷为阳明经降穴，丰隆可化阳明之痰；半夏为阳明经降药，白术为阳明经补药，加二陈以化阳明之痰，针药并用而愈。

（三）眼睑炎

老年女士，左眼红肿痛痒，被诊为眼睑炎五个月。看过六个医生，吃过药，外用过眼药水，没治好。每天必须用医生给的眼药水，不滴药水眼睛就干涩疼痛，自述眼水太少。其他消化睡眠等一切正常。

辩证治疗：左眼白睛淤血，色鲜红，下眼睑内侧暗红，有一个芝麻粒大的小脓点。舌脉无异常。断为肝火逆上，试以清肝泻火降气治之。

针刺： 局部取穴加循经取穴。

双侧：百会、四神聪、承光、神庭、印堂、足三里、液门、太冲、行间、足临泣。

左侧：攒竹、鱼腰、阳白、四白、瞳子髎、迎香、下关。

行间与液门用较重的手法，运针得气，其他均用轻手法。

中药：龙胆泻肝丸口服。

介绍作眼球操，闭眼，眼球顺时针转动 36 次，逆时针转动 36 次，自己按压承泣穴 36 次，每日 1 到 2 次。

二诊： 四天前针刺以后有很大好转，左眼白睛淤血基本干净了,下眼睑淤红色减,脓点缩小。自述作完眼球操，眼睛不干燥，眼水比较多。

两次针刺以后患者没有再来，若干年以后得知，眼睑炎两次针刺完全痊愈，没有再发作过。

笔记：

1，眼睑炎长期缠绵不愈，与年龄，以及当年 D 城病毒性疾病比较往年略多一些或许有关。 针刺局部与循经取穴，促进局部血液循环，激发自愈力，中药清肝泻火，抗病毒，所以两次痊愈。

2，那个眼球操是北京针灸大师贺普仁医生发明的，他六十多岁的时候得了白内障，学生说当时他走路都要摸着东西以防跌倒。后来自己作眼球操，二十多年不间断，到 八十五岁还能穿针引线。笔者介绍不少类似患者作眼球操，都反应作完眼球操眼睛里面自觉眼水比较多。无论如何可以增进眼区的血液循环，帮助慢性炎症的恢复。

（四）中医对家族遗传性肾上腺皮质激素减退症的可能帮助

1，什么是肾上腺皮质功能低下症（又称阿狄森氏病）

原发性肾上腺皮质功能减退症，是由肾上腺皮质本身的病变所引起，1855 年首先由英国医生 Addison 氏所描述，所以又称阿狄森氏病。

（1），肾上腺皮质激素的分泌

肾上腺是位于肾脏上方的一个很小的三角形腺体，肾上腺分为皮质和髓质两部分，实际上是两个内分泌腺。

肾上腺皮质分泌肾上腺皮质激素，分为两种：糖皮质激素，其中皮质醇每日分泌量平均约 20 mg，皮质酮每日分泌量约为 3 mg。糖皮质激素参与糖、脂肪及蛋白质代谢，与生长发育等有关。盐皮质激素，有醛固酮和脱氧皮质酮等，以醛固酮为代表。盐皮质激素的作用是参与水盐代谢，以及维持电解质平衡。

肾上腺髓质分泌和储存肾上腺素和去甲肾上腺素。

这两种激素主要作用在血管和心脏，具有收缩血管，升高血压和增加心脏收缩的作用。

（2），肾上腺皮质激素的正常调节

一般情况下，下丘脑、腺垂体系统调节肾上腺皮质激素的分泌多少，外周神经的刺激随时会传入信号到下丘脑，从而增加或者减弱肾上腺皮质激素的分泌；也通过血中糖皮质激素浓度的负反馈调节，使得机体在一般生活条件下能保持糖皮质激素的分泌水平维持相对的恒定。根据昼夜、季节、气候等变化，在下丘脑分泌的促肾上腺皮质激素的调节下，肾上腺皮质分泌不同量的激素，例如，早晨起床前最高，白天比较低，晚上入睡后再减少，午夜最低，后半夜逐渐增高。这些都是人体本能的、无意识的、自然的调节，也称人体自控调节功能。这与中医的"阳气"活动规律很相像。日出而升，日入而减，午夜是阳气最弱的时候。

（3），应激状态下肾上腺素的调节

应激状态，是人体面对各种特殊紧急情况时候的状态，例如畏惧、严重焦虑、剧痛、失血、脱水、暴冷暴热、以及乏氧窒息等等，这时候，人体会产生应激反应。此时，肾上腺皮质激素和髓质激素的分泌释放量大为增加，去应对这些有害的刺激。这些大量分泌的激素可以提高人体的兴奋性，使机体处于警觉状态，反应灵敏，呼吸加强加快，肺通气量增加，心跳加快，心缩力增强，心输出量增加，血压升高，血液循环加快，内脏血管收缩，骨骼肌血管舒张同时血流量增多，全身血液重新分配，以利于应激时重要器官得到更多的血液供应。肝糖原分解增加，血糖升高，脂肪分解加强，血中游离脂肪酸增多，葡萄糖与脂肪酸氧化过程增强，以适应在应急情况下对能量的需要。

（4），阿狄森氏病人肾上腺皮质激素的失调

肾上腺皮质激素与髓质激素的分泌和调节是人的本能，不需

要有意识的指挥。但是肾上腺皮质功能减退的病人，由于肾上腺已经有不同程度的损伤，既不能在生理状态下分泌正常量的皮质激素，也不能在应激反应中调节，本能地增加分泌和释放大量的足以应付那些有害刺激的激素。这种情况下，他们的激素减退症状就会加重（以上内容摘编自《生理学》，主编刘国隆，上海科学技术出版社，1988 年 4 月，第三次印刷）。

2，中医对本病的认识

中医近代文献一般认为本病与中医学中的"黑疸"、"黑瘅"、"女劳疸"、"虚劳"等有类似之处。其病因脏腑之气不足，气虚血亏及瘀血阻滞所致。临床常见的证型有：

（1）脾肾阳虚型：证见腰酸膝冷、神疲乏力、形寒肢冷、面色黧黑、食欲不振、少腹冷痛、下利清谷、毛发稀疏、女性月经失调、男性阳萎不举、舌淡嫩、苔白滑、脉沉弱。

（2）阴阳两虚型：证见腰酸乏力、面色黧黑、下利无度、形体羸瘦、身热口干、烦躁不安甚至昏迷不醒，舌淡嫩，苔光滑，脉沉微细数。上海著名中西结合研究专家沈自尹教授 1960 年代就观察到中医肾阳虚患者具有肾上腺皮质功能减退症兆。

3，临床所见

临床观察，主要表现出肾阳虚，或者阴阳两虚的证候。有些肾上腺皮质机能减退的病人合并有甲状腺机能低下，也表现出脾肺气虚。只见一例羸瘦，大部分没有表现出面色黧黑，有的患者不但没有形体羸瘦，还一直肥胖，需要运动减肥。就如同中医的消渴与糖尿病，现代 II 型糖尿病人很少表现出三多一少，很少"羸瘦"一样。

肾上腺皮质功能低下的患者，肾上腺皮质激素是靠外界供给的，这个药量并不随季节、气候的变化而变化。所以在应激状态下，由于激素的量不够，患者就会有各种病情加重的表现。其实西医所说的应激状态，与中医所说的六淫、七情、饮食、劳逸的变化是一样的。例如季节气候，中医讲的："至而不至，不至而至，至而太过，非其时而有其气，"这些反常的气候变化，全都影响人的肾上腺素分泌。而外界给药又不能随时调节，所以就会有肾上腺皮质激素减退症状的加重，甚至"肾上腺危象"的发生。

中医的任务是平时滋阴壮阳；由于各种原因出现不适的时候，进行辨证论治，适时地调节阴阳气血，适应这些变化。

4，典型病例

青年男士，家族遗传性原发性肾上腺皮质功能减退症

幼年就被诊为阿狄森氏病，原发性慢性肾上腺皮质机能减退症，用可的松维持治疗。有家族遗传史。来诊时因为气短无力等症状辍学。

这个病如果维持得好，是可以回到学校完成学业，然后就业，开始新生活，走进正常人生的道路。在一两年的时间里，中医

充当了似乎家庭医生的角色，逐渐完成了这个任务。

5，中医对肾上腺皮质激素减退症的可能帮助与治疗特点

以下中医帮助的前提是，这些患者都已经在家庭医生或者内分泌专家的指导下，按时服用肾上腺皮质激素以及其它必需的药物。

（1）肾上腺皮质激素减退症在中医辨证大部分是虚证，大部分时间用补法，主要补肾，也补脾肺，兼顾补血。一般情况下中药以补肾阳为主，阴中求阳。方以金匮肾气丸、右归丸为主，气虚明显的加用补中益气丸、参芪大补丸等。

（2）皮质功能低下的患者如果获得正常维持剂量的肾上腺素，可以在安静的条件下正常生活，但是经不起有害刺激。受到任何有害刺激，例如缺氧、创伤、感染、中毒、疼痛、饥饿、寒冷、精神紧张，都会导致人体对皮质激素的需要量增加，而这类患者不能本能地增加分泌以应对这些刺激，就会出现骨骼肌松弛无力，急剧疲劳等症状。所以应激状态下，要用汤剂，情况严重的，加重参、附、芪的剂量。

有一次由于降温，天气剧烈变化，某患者出现全身无力、恶心、呕吐、血压降低、心率加快、脉象细弱，是比较典型的类似肾上腺危象的症状。因为经过多年教育，患者逐渐明白了为什么他会有时候突然病重不得不去急诊，所以这一次没有去急诊而来看中医，急煎：黄芪30g、白术10g、柴胡10g、半夏10g、肉桂8g、炙甘草10g、当归0g、熟地20g、茯苓10g、陈

皮 10g、川芎 10g、红参 10g、桔梗 10g、黑附子 8g，喝了中药汤药后以上症状立刻缓解。从那以后患者的冰箱中总是存着两三副这种汤药，遇到天气剧烈变化等情况，自我感觉不好的时候，就赶紧煮汤药吃，每次都能达到"救急"的目的，他认为比去急诊"舒服"，也方便。

后来看到天气预报要大降温，就会赶快来拿药预防。如果出现类似的突然虚弱疲乏无力症状，家中没有汤药"储备"，就自行增加可的松的用量。当然一再嘱咐，千万小心，最好还是去看医生。无论如何，患者"认识"自己的病了。

（3）这类患者如果发热，只能用"甘温除大热"法，不可用清热法。曾用补中益气汤治疗这类患者的"发热"病症，可谓立竿见影。

（4）这类患者如果便秘，只能用塞因塞用的补法，不可轻易用泻法。某位患者有一次便秘，被错用了润肠通便的中药，吃了以后，便秘没有好转，整个人感觉更不舒服。笔者马上改用益气法，第二天大便就通了。正所谓"大实而有羸状，误补益疾；至虚而有盛候，反泻含冤"。

（5）这类患者有表证的时候，解表要用扶正解表法，例如人参败毒散、再造散、葳蕤汤，一般不单独用辛温或辛凉解表法。如果病毒感染，用清法，也是在扶正的同时清热解毒。

（6）针灸以补肾壮阳，益气健脾为主，选用气海、关元、膻中、中脘、百会、足三里、太溪、太冲、太白等穴位。在平时症状不严重的时候，一般调理用针灸就好，不必长年累月地吃中药，特别是汤药。

（7）对患者进行教育，让他们认识自己的病证，体会外界的变化，自然的、社会的，这些变化是如何影响自己的身体，这一点很重要。什么是肾上腺皮质激素的正常剂量，什么是有害刺激，什么是应激状态，如何进行一般的自我调节。因为这类患者会突然急剧疲劳、呼吸困难被送去急诊，而心生恐惧。当患者认识这些以后，就减少了对疾病的恐惧，这个世界对于他们就从"必然王国"变成了自由王国，从而积极地面对疾病，回到正常生活当中去。

（五）腹胀胃酸肝旺克脾以苦治之

中年男士，胃酸，腹胀，舌苔黄一年半。看过家庭医生，用过九个月的西药，症状有好转，没有完全好。两周前开始舌苔黄，自觉体内发热，医生给用过抗真菌的药，不效。

自述一贯健康，血压（一），胆固醇（一），血糖（一），经常进行各种运动。每两年查一次身体，各项指标全都正常。

舌红苔黄，脉弦长。

辩证治疗：根据五行学说，此属心肝火旺，肝脾不和，肝木旺而克脾土之症，随拟清心泄肝，舒肝健脾之法。

穴取：百会、四神聪、内关、神门、上脘、中脘、下脘、梁门、天枢、足三里、阴陵泉、三阴交、太冲等穴。均用轻针法，病人反应略有酸胀。

中药：加味逍遥丸、黄连胶囊。

一周以后，症状有好转，胃酸没有了，也不胃胀了，黄苔已退。

建议用苦瓜茶，取苦以降之，苦以清热之义。

三周以后，症状完全好转，停针灸中药。嘱再用一个月苦瓜茶，以后可以偶尔用苦瓜茶。

一年以后告知，胃酸胃胀的问题没有再发生，偶尔还会喝些苦瓜茶，平衡五味和五脏。

笔记：

1，中医讲酸苦甘辛咸五味应该平衡。现代人吃甜味、咸味、辣味太多，苦味太少，造成五味不协调，因之而生多种病症，有不少病用苦味可以纠正之。最典型的就是糖尿病人，吃苦瓜、喝苦瓜茶有益处。即使没有病的人，平时如果吃得油、咸、辣、甜比较多，适当吃些苦味的食物，使五味调和，则五脏康健，对现代人预防疾病也是有益的。

2，从一开始我就试着解释中医的五行学说，五味在五行中的归属，患者既不懂也不排斥，后来自己在网上看了一些材料，开始发问，最后对中医治疗比较有信心。坚持以中医的思路把病完全治好，后来也一直用五行的中医理念保健。

3，黄连制剂在现代四降中的作用越来越受到瞩目：降血压、降血脂、降血糖、降胃酸，是中医的一大法宝，未来大有前途。

（六）小产后脉滑仍为有孕之一

中青年女士，患者若干月前停服避孕药，备孕。在助产士的指导下几个月还没有怀孕。舌淡、脉细弦。现月经第三天，量多，腰痛，处方：生地 12g、当归 9g、赤白芍各 9g、川芎 9g、川柏 9g、生薏米 30g、椿根皮 12g、赤石脂 9g、海螵蛸 9g、玄胡 9g、栀子 9g、首乌 15g、首乌藤 15g、杜仲 10g 甘草 3g

从月经第五天开始连服五剂，水煎服。

再月停经，经过妊娠测试，确认怀孕。

一周后来诊，有少量出血，少腹痛，腰有些酸，便泄，面色萎白，脉象弦而滑数。保胎中药三剂，水煎。

杜仲 15g、阿胶 12g、黄芩 10g、山药 10g、椿根皮 10g、白术 10g、黄芪 10g、生地 10g、白芍 10g、菟丝子 10g、黄柏 10g、生甘草 10g、白扁豆 10g、夜交藤 10g、何首乌 9g、茯苓 15g、酸枣仁 10g

三剂中药后出血减少，停药一周后，出血量又多，血色鲜红，有血块。自称流掉了。

再一周来诊，出血一直没有停止，曾经有较多的出血和血块，现在仍然有点滴出血，腰酸，头晕，面色萎白，情绪沮丧，便泄，胃痛，身冷，舌淡，脉象滑而略数。

分析，明明有大出血兼血块，胚胎应该流出来了，小产后体弱，理应脉象虚弱，为什么还是滑而略数？产前脉滑是正常的，经前脉滑是可能的，产后脉滑是绝对不可能的，除非有痰湿邪气，但是舌苔不厚，脉象稳健。暂且舍脉从症，三剂补益气血的汤药。

再一周来诊，点滴出血一直没有停止，十分虚弱无力兼有恶心，脉象明显滑数。

舍症从脉，保胎中药三剂。并解释中医看来仍然有孕，嘱其去看西医妇科，做进一步检查。

再一周后病人告知，看过医生，做了妊娠试验，结果阳性，超声波显示妊娠将近三个月，胚胎健康，各项检查指标都正常。结论：她怀了双胞胎，流掉一个，还有一个。

妊娠十月，足月顺产一婴。

笔记：出乎医患双方的意料之外：怀孕双胞胎，流产一个，存活另外一个健康胚胎。诊其仍然有孕的唯一证据就是脉滑数。

（七）小产后脉滑仍为有孕之二

中青年女士，小产后无力、失眠、潮热、恶寒、汗出、怕冷。

数天前，第一胎孕八周自然流产，超声波证实确实曾经怀孕，也有流产后病理检查，证实确实胚胎组织已经流出。

现在出血已止，但是自从流产以后，总是疲乏无力、失眠，兼有潮热汗出恶寒。

治疗：产后阴虚可能潮热，脉象弦而略数，又有汗出恶寒，不能排除外感，产后不可用汗法，暂用和法，针刺加小柴胡汤丸。

四天后：潮热汗出恶寒没有了，睡眠有好转，无力也有好转，仍然有点儿恶心。脉象弦而滑数。

又是一个小产后脉滑，我敏感地想到几年前那个小产后脉滑仍然有孕的案例，于是仔细把脉，没错，滑数，而且脉象稳健，确实"如珠走盘"，正气充盈，毫无邪气亢盛的那种疾躁感。而且患者明确述说有恶心。

尝试解释可能的情况，或许是怀了双胞胎，流掉一个，仍然还有一个健在，让患者去做妊娠试验和超声波。

针刺，安神养胎。

一周后：患者拿着超声波结果和图象来，的确有一个小胚胎在子宫里。

足月顺产一婴，母子健康。

笔记：小产后脉滑比较少见，断为有孕是有道理的，因为滑脉是人的气血充盛孕育新生命的必然现象，足见中医脉学的伟大。在中国差不多人人都知道，怀孕妇女是滑脉，还由此生出许多的故事。最典型的莫过于《大宅门》里面的二爷仅凭把脉就判断出未出闺阁的小姐怀孕了，并由此生出一连串悲欢离合的故事。

小产后脉滑，断为仍然有孕，是不是百分百准确？有没有其他情况？不能排除有其他情况的可能。因此在现代医疗条件下西医妇科进一步检查与诊断是必需的。

怀孕妇女脉象一定都滑吗？有没有不滑的？什么人可能怀孕以后脉象不滑，不滑的妊娠妇女可能会有什么情况发生？临诊中仔细观察，还真有。

（八）妊娠脉不滑

青年女士，孕十二周，美尼尔有关的头晕、耳鸣。

两年前曾经怀孕十周后自然流产，五个月前第二次怀孕，五周又流产了。这次从确诊怀孕时，妇科医生就给开了黄体酮，直到上周末停用。不知是否是由于用黄体酮的缘故，自从怀孕就一直头晕，自我感觉不平衡，右耳耳鸣，有内耳积水，被西医诊断为美尼尔氏综合症，已经停用黄体酮。体重掉了十磅左右，目前眩晕不能自己开车，躺下更晕。每周看产科医生检查各项妊娠激素指标，全部正常。希望针刺治疗美尼尔综合症。

辩证治疗：双尺脉沉，无力，不数，不滑，脉率 60/ 每分钟。

孕脉，俗称喜脉，脉象特点是滑而略数，这几乎是没学过中医的人也知道的。笔者临床深有体会：孕脉必滑。即使小产以后如果脉滑，仍然可以考虑是否仍然有孕。现在这位百分百怀孕者，脉象却不滑，看来事事都有例外，这里就是一个特殊的案例：孕脉不滑。

心中暗暗有些疑惑，已经怀孕十二周了，脉象一点也不滑，胎儿能否保住？所以一再叮嘱患者要看妇产科医生，如果有必要，还应该再用西药保胎。并开始全程细心观察这个孕脉不滑案。

针灸：健脾化痰法。

百会、四神聪、足三里、丰隆、内关。

妊娠前几个月的时间里，患者持续复诊产科医生，各项指标均正常。断续针刺解决眩晕、恶心、食欲差、体重低等问题。患者自述，针刺以后就可以吃饭，基本维持正常生活。每次仔细诊查脉象，都不滑，只偶尔略有滑象，脉率一直在 60 左右，偶尔有一次 76。直到七个多月的时候，头晕好了，停止了针灸。

患者足月顺产一婴，母婴健康。

笔记：

1，患者体质比较虚弱，中医讲，"无虚不作眩"，"无痰不作眩"，痰又是哪里来的？脾气不足，脾虚生痰。而且据观察，头晕的时候脉就不滑，不头晕的时候脉就略有滑象。似乎脾气虚弱的程度影响脉象的滑与不滑。

孕脉之所以滑而微数，是由于孕妇正在孕育另一个生命，这是人孕育生命的本能。也有例外，体质比较虚弱的人，怀孕以后因为头晕呕吐，体重下降，营养跟不上，血循环也无法加快，所以脉象也就不滑，但是那个小生命仍然在顽强地生长。

2，另外一位妊娠脉不滑案，那位女士也很辛苦，头晕呕吐瘦弱，每次都仔细诊查其脉象，一直不滑。针刺伴随整个妊娠过程，不针刺就不能吃饭，没办法维持正常生活。最后顺产一婴，母婴康健。

3，也见过这样的，孕八周，妊娠反应非常大，又呕又吐，人也很瘦弱，体重不升反降，但是脉象却是典型的滑数。最后顺产一婴，母婴康健。所以妊娠脉象滑与不滑不能作为判断妊娠的唯一依据。大概率上孕脉滑是肯定的。

（九）转胎

青年女士，孕八月，胎位不正。

患者两年前曾顺产一婴。这次妊娠八个月，预产期是一周以后。目前胎位不正，横位，头在右上方，医生准备在预产期之前作剖腹产。

患者希望用针灸试一试看能不能把胎位转正。

治疗：独取至阴穴，针上加灸，三柱艾灸，

醒针的过程中，患者感觉到胎儿头部慢慢往下转。针后自述胎头已经下去了。

第二天患者打来电话，刚看完产科医生，做了超声波，胎位转正，已经入盆。取消了剖腹产计划，正在等待自然顺产。

患者预产期自然顺产，母婴康健。

笔记：此案简单而确切地证明了古典中医针灸经验——艾灸至阴穴转胎有效。

（十）局限性硬皮病

老年女士，局限性硬皮病，（又称 Crest 综合症，是系统性硬皮病的一个亚型，属于自身免疫性疾病）。

"它的名字 CREST 来源于疾病的 5 个典型表现：钙质沉着（Calcinosis, C）、雷诺现象（Raynaud's syndrome, R）、食道运动功能障碍（Esophageal dysmotility, E）、指端硬化（Sclerodactyly, S）、毛细血管扩张（Telangiectasis, T）"，取五个典型表现的英文第一个字母组成。

二十多年前出现症状，十多年前被正式诊断为局限性硬皮病。那个时候，症状非常严重，所有 CREST 的症状全都出现过，经过西医治疗好多了。三年前病情又有反复，经西医治疗有一定好转。现在每六个月复诊风湿病专家，做系统的西医检查。

辩证治疗：目前主要症状，①手指肿胀、僵硬；②消化不好，有胃酸，胀气，便泄等；③身体平衡不好，眩晕。希望针刺辅助西医治疗，调整免疫系统功能，减缓现有症状。

神志清楚，反应灵敏，情志略有沮丧、焦虑、心绪不宁。双手因为肿胀不能握拳，只能弯曲一半，特别是双手第二指的指关节僵硬，只能弯曲一点点，左手严重。舌乳头略粗大，脉象弦、略数，心率 87/ 分。

从眩晕，平衡不好，双手指肿胀僵硬以及舌像脉像分析，目前肝经风热为主，邪热携肝风内动，合并肝胃不和。因为仍用多种西药，为避免带来潜在的中西药合用风险，采用纯针刺调理。针刺调和阴阳，平肝息风，清理肝热，同时双手局部用针，促进血液循环，以助炎症的消退。

针刺：患者初次针灸，自述紧张。先从整体调理，促进自愈开始，尽量不用强刺激。

百会、印堂、天枢、大横、中脘、梁门、足三里、三阴交、太冲、陷谷。

配合红外线神灯。

二诊：五天以后，患者自述，有好转，"精神、躯体以及内脏都安静下来了"。

脉象已趋平稳，不数，略弦。

针刺同上，加八邪、后八邪、精灵、威灵、丰隆、太白、太溪。

五诊：情况确有好转，自述精神状态非常好，不眩晕，手指肿胀好多了，能够弯曲较多，仍然有僵硬。胃酸没有了，还有些消化问题，腹胀气，有一点便泻。

六诊：手肿好多了，能看到皱纹，双手能够握拳，只有第二指不能完全弯曲，差最后 30 度左右。胃酸好很多，便泻没有了，还有一些胀气。

十二诊：与患者分析十多次针刺的效果，自述，各项均有好转，最主要的是，精神状态非常好，没有眩晕，没有沮丧，平衡好；消化系统正常，胃酸、便泻、胀气的问题没有了；手指运动自如，肿胀基本消失，仍有一定僵硬，右手二指最后 10 度不能完全弯曲，但其他手指握拳已经没有问题。可以做自己想做的事情，生活质量大大提高。

笔记：局限性硬皮病是自体免疫疾病，至今西医还没有特效药可以治愈。按照中医思维，提高自愈力、疏通经络、促进循环、消除炎症与水肿等思路，12 次针刺，在此病例取得渐进性的比较好的疗效，至今已经三年了，情况很好。

（十一）与紧张焦虑 TMJ 有关的磨牙

中老年女士，紧张、焦虑，夜间磨牙。

夜间磨牙，左侧厉害。自述 TMJ（颞下颌关节紊乱综合征），关节有炎症。

几个月来，因为家人患病需要照顾，从海外长途旅行来到此地，事情非常繁忙，精神很紧张。此前多年来患有牙疾，牙齿非常敏感，咀嚼异常，左侧不敢咀嚼食物，只有用右侧单侧咀嚼，TMJ 关节疼痛已是常态。几个月来在此地正在看牙医，做修补植牙等。

分析治疗：多年的牙疾，以及关节废用性的炎症，正在补牙植牙所造成的局部刺激诱因，形成 TMJ 的复杂病灶。再加上几个月来照顾亲人的紧张焦虑，才会夜间磨牙。治疗应以中枢放松，兼治颞下颌关节炎症与疼痛。

针刺：百会、印堂、下关、上关、颊车、听会；足三里、陷谷、太冲。

先刺足三里，缓慢进针，探测痛阈与针感。患者说酸紧，没有太过激的反应。再刺陷谷，重手法，患者说，右侧陷谷非常酸紧沉重，左侧也有，但是感觉轻一些。这时候问患者TMJ的疼痛，患者动了动口腔，说轻松。然后刺余穴，均轻针法。

医嘱：

1，牙科治疗后，尽快恢复正常双侧咀嚼，这对TMJ彻底痊愈很重要；

2，TMJ关节可以外用一些非处方止痛药膏。

几天后，患者发来E-mail，磨牙消失，TMJ疼痛好多了，焦虑紧张的精神状态已经没有了。牙科的治疗还在进行。

（十二）塞因塞用治便秘

中年男士，便秘。

患者被诊为ALS（脊髓侧索硬化症）一年，病情发展迅速，目前双手不能拿东西，双腿走路无力，在别人的搀扶下可以走，但是如果扶不好，随时可能跌倒。舌肌也开始萎缩，说话不清楚。

今天主要为大便秘结而来。其大便两周一次，干成球，非常困难。患者从海外来此地，不能久住，来看病主要目的是带中药方回家。

辩证治疗：舌无苔，略红，脉象沉涩。

壮阳益气而通肠，补肾滋阴以起萎。

中药：黄芪30克、升麻、人参、莪术、熟地、当归、仙灵脾、鹿角胶、龟板胶、忍冬藤、木瓜、白芍、锁阳、泽泻、炙甘草各9克。

几周以后，其家人打来电话，现在大便一到两天一次，软便，便秘好了。目前在当地按上方抓药，继续吃药。

笔记：这不是一个完整的病例，治疗有待进一步观察，但是壮阳益气、补肾滋阴法对萎症病人由于气虚推动无力，更加阴亏液少而"舟滞"所造成的便秘，确有疗效。

用补益的方法治疗便秘，此治法被称为"塞因塞用"。

中医治则一般是，寒者热之，热者寒之，虚者补之，实者泻之。即，热药治寒症，寒药治热症，补药治虚症，泻药治实症。这叫正治法。

但是寒热虚实有时候错综复杂，甚至会出现假象。于是另有一种反治法，是疾病的临床表现与其本质不相一致情况下的治法，采用的药物与疾病的征象是相顺从的，也称其为"从治法"。

例如某些痢疾，泄泻不止，表面看应该补益止泻，实际是因为里面有湿热邪气造成的，这时候就要用泻法，祛除湿热邪气，叫做"通因通用"。如果用了补法，反把邪气留住了，被称为"大实而有赢状，误补益疾"。

再例如某些便秘，表面看是实症，应该用泻法，实际上却是气虚推动无力导致的，这时候要以补法治之，叫做"塞因塞用"。若用泻法，不但不能通便，反伤正气，被称为"至虚而有盛侯，反泻含冤。"

所以《素问·至真要大论》曰："塞因塞用，通因通用，必伏其所主，而先其所因。"

ALS 一般来讲属于中医的萎症，本质是虚，若患便秘，都是塞因塞用补法治好的。

（十三）肺癌保养

老年男士，肺癌一年，目前正在做免疫抗癌治疗，每三周一次。

医生说通过已经做过的免疫抗癌治疗，患者肺癌没有长大，没有缩小，也没有转移。

目前主要症状，咳嗽，夜间痰多，没有食欲，不想吃任何东西，没有力气，体重掉了 15 磅。来针刺的目的是增加食欲，增强体质，增长体重。

辩证治疗：患者形体消瘦，愁苦面容，面色萎白，舌（一），脉象虚弱略数。

针刺：百会、印堂、天枢、气海、合谷、中脘、梁门、足三里、三阴交、太冲、公孙。

均轻针法，只有足三里略运针。

神灯：脐周。

结果：每周 1-2 次，针刺 10 次。

食欲渐增，体重渐长，每次吃得仍然比较少，但是都能吃，体重长了 16 磅。

第三次来的时候原来的愁苦面容没有了，吹着口哨进来的。这中间，患者有过腿部虚弱、肩痛（自述是肺癌的区域），还有便秘等症状，随症加减变化对症治疗。

因为患者有过水肿，曾经考虑体重增长可能与水肿有关。直到患者用了利尿药退了肿，在腹部放针的时候，感觉到软组织脂肪层、肌肉层增厚，针不必平刺，可以斜刺、直刺，才相信患者确实增长了体重。

笔记：

1，这位患者因为年龄比较大，癌细胞本身也长得慢，免疫疗法又维持得比较好，癌细胞没有再迅速生长，因此有可能带病延年，以至终老。这时候针刺的目的就是按照患者的症状，减轻痛苦，例如止痛，提高食欲，改善疲乏等。生活质量的改变很大程度上也取决于患者的心态，针刺能激发使人愉快的化学物质，让人高兴，也很重要，这可以促进自愈力。

2，针刺对于晚期癌症患者的主要帮助就是提高生活质量，延长生命时间，对患者及其家属都有安慰效应，笔者以为并不完全是心理效应。曾经有一位患者，因为长年吸烟患了肺癌，见到患者的时候已经是晚期，从医院出院回家。当时已经三天没有吃东西，仅靠静脉输液维持，家里把"后事"都安排好了。针刺以后第二天，护士打电话告知，患者针刺以后吃了一整个汉堡包。或许可以这样理解，针刺生理上提高了晚期癌症患者与疾病抗争的能力，也激发患者分泌较多的令人愉悦的化学物质，从而促进晚期生命质量的提高。虽然最后不一定能够挽救患者的生命，却能使患者在晚期得到较好的生命状态。

3，另一位晚期癌症的年轻男患者，我见到患者的时候已经出院，医生说最多还有两周。患者主要问题是痛，剧烈的胃痛，全身都痛，痛不欲生。第一次针刺以后，患者基本上就没有再疼痛过，一两个月里，一直都很安静平和，这对患者以及家属都很重要。针刺没有挽救他的生命，有天早上，患者被发现在睡梦中已经走了，走得很安详。

针刺对晚期癌症患者临终关怀，减轻痛苦，提高生活质量，延长生存期是有效的。

（十四）老年退化性膝关节炎

老年女士，坐骨神经痛几个月了，主要为此而来。

治疗中患者提到双膝退化性关节炎多年，走路跛行，医生要做膝关节置换术，患者年龄比较大，不想手术。建议患者腰膝同治，患者同意。

一次治疗以后，患者说二者都有好转。

坐骨神经痛 2 次治疗以后已经完全好转，不需要再治疗。

从第三次起，专门治疗双膝退化性关节炎。

主要用膝关节 10 针：内外膝眼、阴阳陵泉、曲泉、阴谷、血海、膝阳关、鹤顶、足三里。针法介于轻针法与传统针法之间，缓慢进针，略得沉紧，不提插也不捻转。也有时候针刺膝关节内外软组织阿是穴。每周一次，预治 10 次。

第四次时，患者表示已经开始每天走路。这在几年来是不行的。

第八次时，患者表示左膝 90% 的好转，右膝 60% 的好转。希望重点治疗右膝。

十次治疗，基本好转，疼痛大大减轻，可以正常生活，走路不必跛行。

笔记：膝关节退化性炎症，等待膝关节置换术的不少患者都可以从针灸治疗中取得良好的效果，从而免去手术。

（十五）帕金森氏病

老年女士，帕金森氏病。

两三年前就有肢体偶尔虚弱，右大腿后侧感觉僵酸的症状。一年前夏做过 CT Scan 等检查，排除了其它的疾病。至一年前秋做多巴胺转运体扫描（DaTscan），结合症状，被确诊为帕金森氏病。

患者自述发病或许与那段时间生活工作的紧张压力有关。

主要症状：右臂虚弱无力，经常不自主的弯曲在体前。肢体有些僵硬，右腿虚弱，抬腿无力，特别是三、四趾，无法抬起，右脚踝失能，无法作内倾与外展，屈曲与下绷，旋转等运动。走路小碎步，右腿拖拽，身体前倾，控制平衡困难，容易跌倒。

与以下"斯坦佛大学医学 25"（附件 1）所刊登的帕金森氏综合症的典型体征几乎完全符合，所缺少的是面部呆板、颤抖。这位患者面部微笑自然，四肢完全没有颤抖，自述从症状开始以来两年，从来没有颤抖。

患者自从被诊断为帕金森氏病，一直服用医生处方药卡比多巴 - 左旋多巴。

辩证：帕金森病因为经常表现为振颤，中医认为，五行之中肝主风，肝风内动而振颤，因此普遍认为帕金森氏病属于风症。治疗上以镇肝熄风、舒肝祛风为主要原则。中医经典著作《黄帝内经》中就有记载："诸暴强直，皆属于风……诸痉项强，皆属于湿"，"诸风掉眩，皆属于肝"。这里的"强直"、"掉眩（震颤）"等，与帕金森氏病的症状极其相似。

但是这个病例，从来没有任何眩晕、振颤，很难以风症而论。主要表现是右侧上下肢虚弱无力，萎软少能，符合中医的萎症，宜以萎症论治。取手足阳明经，主管上下肢骨胳肌运动为主的足阳明胃经、手阳明大肠经经络，同时配调理脑神经、中枢运动神经的相应穴位。

治疗摘要：

髀关、伏兔、梁丘、足三里、手三里、头皮针运动区、百会、四神聪、印堂、太冲、臂臑、臑会、肘髎、上下廉、上中下脘、气海、关元、上下巨虚、解溪、中封、陷谷、三阴交。

神灯：气海。

针刺开始最初的一年，因为各种原因，间断停止治疗九至十个月，后来解决了生活中的某些困扰因素以后，才开始专注于自身疾病的康复与治疗。

将近一年以后再次见到患者，自述另外的医生再次检查过，再次作过 DaTscan，再次被确诊帕金森氏病。眼圈灰黑，症状有退步，右臂不自主地抱在胸前，右腿的拖拽更加明显，走路明显的小碎步，右踝基本不能旋转，不能左右上下运动。

积极因素是，生活与工作的压力已经解除，现在可以专注于自身帕金森氏病的治疗与自我保养。

针刺每周一次，四次以后，自述似乎有好转。第五次报告可以右足单脚站立须臾，这在以前是不可能做到的，说明右腿虚弱有进步。第十二次报告，右足单脚站立时间比较以前长一些，整体来讲比较以前强壮一些。

第十六次，可以看到，患者右足拖拽步态基本恢复正常，需要的时候可以小跑，右足三、四趾可以抬起，右足踝仍然不如左足踝灵活强壮，但是功能有恢复，内旋、外旋、勾脚、绷脚、转动都可以做到。按照斯坦福大学的四大症候群（运动迟缓——僵硬——震颤——步态和平衡异常）进行评估，除了一直没有振颤以外，其它三项（运动迟缓、僵硬、步态与平衡异常），患者自我评估比针刺前都有50%以上的好转。

笔记：如果说此例帕金森氏病迄今有一定好转的话，我认为与以下因素有关：

1，患者自从排除干扰，安心调养以后，每天运动很多，骑脚踏车，走路等等，自述运动对肢体灵活，减少僵硬帮助极大。

2，患者心态非常好，利用一段时间调整生活工作，减轻压力，积极乐观面对已患病的现实，也有与疾病长期共存的思想准备。

3，患者一直在服用医生开的多巴胺类药物，早期多巴胺类药物，对缓解症状效果很好。

4，患者是一位针刺敏感人，手足阳明经的穴位都有明显的得气感，酸沉重紧，不但能接受运针，也似乎享受这种酸胀感，这对减缓骨胳肌退化，是十分重要的。

5，有报道（附件2），针刺加运动对于"中、早期帕金森患者"

缓解症状、改善功能是有效的。这个病案证实了这一点。

附件1：

斯坦福大学医学25（https://stanfordmedicine25.stanford.edu/the25/parkinsondisease.html）刊登了帕金森氏病的检测"Introduction Parkinson's Disease Exam"，有条理地介绍了如何检测帕金森四大特征症状：运动迟缓—僵硬—震颤—步态和平衡异常，并且建议"必须在每次随访中检查这四个特征"，以帮助识别和评估该疾病。

附件2：

广东省中医院芳村医院脑病科主任雒晓东指出，"针灸配合运动疗法，对早、中期的帕金森病患者有一定的疗效。"（参见"9成大众对帕金森病认识不足，针灸治疗有效率80％"2018年04月11日10:50来源：家庭医生在线 http://js.people.com.cn/n2/2018/0411/c360306-31447660.html）

（十六）不安腿

老年男士，患有不安腿病证已经至少五十多年了。

自述自从记事起就是这个样子。每晚将近睡着的时候，双腿就开始抽动，不得不起来活动，有时候像抽筋一样，只能通过按摩、反复伸直再屈曲等缓解，一般来讲睡着以后就好了。最近不仅仅腿抽搐，胃也开始疼痛憋闷，也是在将近睡着的时候。

多年来看过医生很多次，从没有好转过。想试试针灸。

舌脉未见异常。

分析：不安腿是植物神经功能紊乱综合征的一种表现。将近睡着的时候正是人体交感神经与副交感神经兴奋与抑制交替的时候。中医来讲，"阳入于阴则寐，阳出于阴则寤"，将近睡着之时，阳应该入于阴，这是阳气的潜藏，阴阳失交，气机紊乱，神气就不得潜藏。临床比较常见到的是，失眠、胃痛、不安腿。治疗上试以安神调和阴阳为法。

针刺：鸠尾、后溪、印堂、百会、四神聪、合谷、太冲、上中下脘、梁门、足三里、陷谷、丰隆、阳陵泉。以后的治疗中也曾经用过：内关、神门、八风、头维、太阳等腧穴。

基本上均用轻针法，

结果：（1）患者从第二次就报告，胃痉挛全好了，后来再也没有发作过。

（2）治疗频率，每周一到两次。不安腿从第三次开始好转，基本上可以睡整晚的觉。第九至十次中间因故停止针刺二十八天，不安腿就又有发作，而且每天都有，于是回来继续针刺。从回来继续针刺的第二次，不安腿就好了，这以后没有发作。二十次以后开始维持巩固与间断治疗，迄今维持得尚好。

（3）第一次针刺，中间停止针刺二十八天以后再回来针刺的第一次，这两次针刺患者表现出对针刺极度敏感，醒针的三十分钟不安腿不停地发作，难以安静。其他的针刺过程都十分顺利，患者能够小酣三十分钟。

（4）患者的评价是针刺对于他的不安腿100%有效，自述这是他曾经每晚发作，一生的问题。

笔记：鸠尾穴的应用很关键，据记载，鸠尾穴可治癫狂、心悸、心烦、配后溪、可调和阴阳之气。用这组穴位，治疗与精神神经系统有关的疾病都有一定效果，例如心慌、焦虑，最典型的是躁郁症 Bipolar。

免责声明：此《医话随笔》纯属笔者个人经历浅见，读者不可作为诊断治疗依据。

www.ingramcontent.com/pod-product-compliance
Lightning Source LLC
Chambersburg PA
CBHW032049020426
42335CB00011B/254